简明
创伤骨科治疗学

刘红喜　主编

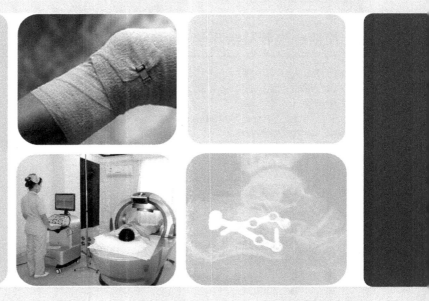

吉林科学技术出版社

图书在版编目（CIP）数据

简明创伤骨科治疗学 / 刘红喜主编. -- 长春：吉
林科学技术出版社, 2018.7（2024.8重印）
ISBN 978-7-5578-4845-3

Ⅰ．①简… Ⅱ．①刘… Ⅲ．①骨损伤－治疗 Ⅳ．
①R683.05

中国版本图书馆CIP数据核字(2018)第152337号

简明创伤骨科治疗学

出 版 人	李　梁	
责任编辑	孟　波　孙　默	
装帧设计	李　梅	
开　　本	850mm×1168mm　1/32	
字　　数	195千字	
印　　张	6.75	
印　　数	1-3000册	
版　　次	2019年5月第1版	
印　　次	2024年8月第3次印刷	

出　　版	吉林出版集团
	吉林科学技术出版社
发　　行	吉林科学技术出版社
地　　址	长春市人民大街4646号
邮　　编	130021

发行部电话/传真　0431-85635177　85651759　85651628
　　　　　　　　　　　　85677817　85600611　85670016
储运部电话　0431-84612872
编辑部电话　0431-85635186
网　　址　www.jlstp.net
印　　刷　三河市天润建兴印务有限公司

书　　号　ISBN 978-7-5578-4845-3
定　　价　45.50元

前　言

随着交通工具的普遍流行,交通事故的发生率迅速攀升,加之高处坠落伤、重物砸伤等的发生,创伤病人的数量在不断增加,创伤的复杂性和严重性也在明显加剧。为了满足广大创伤骨科医务人员的临床需要,编者在参阅国内外相关研究进展的基础上,结合自身的临床经验编写了这本书。

本书是一本紧紧围绕创伤骨科诊疗策略的书籍,其在强调科学性的基础上,以实用性为原则,主要讲述了骨折总论、上肢创伤、下肢创伤、脊柱及骨盆创伤、周围神经与外周血管损伤。本书内容丰富、贴近临床、实用性强。希望对从事创伤骨科的临床工作者提供帮助。

尽管在本书编写过程中,编者做出了巨大的努力,对稿件进行了多次认真的修改,但由于编写经验不足,加之篇幅受限,书中难免存在不足之处。敬请广大读者提出宝贵意见及修改建议。

目　　录

第一章　骨折总论 ……………………………………………（ 1 ）

第一节　骨折的定义与分类 …………………………………（ 1 ）

第二节　骨折的固定 …………………………………………（ 7 ）

第三节　骨科创伤患者的院前急救 …………………………（ 24 ）

第二章　上肢创伤 ……………………………………………（ 47 ）

第一节　锁骨骨折 ……………………………………………（ 47 ）

第二节　肩关节脱位 …………………………………………（ 61 ）

第三节　肱骨干骨折 …………………………………………（ 65 ）

第四节　肘关节脱位 …………………………………………（ 71 ）

第五节　腕骨脱位 ……………………………………………（ 77 ）

第六节　掌骨骨折 ……………………………………………（ 82 ）

第三章　下肢创伤 ……………………………………………（ 86 ）

第一节　股骨颈骨折 …………………………………………（ 86 ）

第二节　股骨转子间骨折 ……………………………………（ 90 ）

第三节　股骨干骨折 …………………………………………（ 94 ）

第四节　髋关节脱位 …………………………………………（107）

第五节　膝关节半月板损伤 …………………………………（112）

第六节　胫骨干骨折 …………………………………………（114）

第四章　脊柱及骨盆创伤 ……………………………………（124）

第一节　颈椎损伤 ……………………………………………（124）

第二节　骨盆骨折 …………………………………………（140）

第五章　周围神经与外周血管损伤………………………（164）

第一节　臂丛损伤 …………………………………………（164）

第二节　桡神经损伤 ………………………………………（181）

第三节　正中神经损伤 ……………………………………（184）

第四节　尺神经损伤 ………………………………………（188）

第五节　上肢血管损伤 ……………………………………（192）

第六节　下肢血管损伤 ……………………………………（197）

第七节　四肢静脉损伤 ……………………………………（204）

参考文献 ……………………………………………………（207）

第一章　骨折总论

第一节　骨折的定义与分类

一、定义

骨折即骨的完整性或连续性的中断,它也包括骨骺分离和骺板折断。骨折常合并周围的软组织损伤,如皮肤、肌肉、肌腱、血管、神经、韧带以及关节囊损伤等。这些损伤与骨折的治疗、修复以及功能恢复均有密切关系。骨折的成因主要包括:

(一)直接暴力

骨折发生在暴力直接作用的部位。例如,车轮撞击小腿,胫腓骨骨干在被直接撞击的部位发生骨折。

(二)间接暴力

暴力通过传导、杠杆或旋转作用使远处发生骨折。例如,走路滑倒时,以手掌着地,根据跌倒时上肢与地面所成之不同角度,可发生桡骨远端骨折、肱骨髁上骨折或锁骨骨折。

(三)肌拉力

肌肉突然猛烈收缩,可拉断肌肉附着处的骨质。例如,在骤然跪倒时,股四头肌猛烈收缩,可发生髌骨骨折。

(四)积累性劳损

长期、反复、轻微的直接或间接伤力(例如,远距离行军时)可集中在骨骼的某一点上发生骨折,如第二、三跖骨及腓骨干下 1/3 的疲劳骨折。骨折无移位,但愈合慢。

(五)骨骼疾病

以上 4 种均系健康骨骼受各种不同暴力作用而断裂,称为外伤性骨折。病变骨骼(例如,骨髓炎、骨肿瘤等)遭受轻微外力即断裂时,称为病理性骨折。

二、分类(AO 分类)

(一)前言

所有临床活动,包括检查及治疗、研究及评价、教与学等必须以可靠的、经适当处理的、清晰表达的且容易提取的数据为基础。随着收集到的信息量的增加,越来越清楚地显示,需要找到某种方法将这些信息条理化,使数据易于储存及提取。这意味着需要发展一种实用的骨折分类系统。骨折分类并不是新概念,与此相反,几乎每一种骨折都有其自身的分类,这在实际操作中具有非常大的价值。例如,可根据骨折处是否与外界相通分为闭合性骨折和开放性骨折;根据骨折的形态和程度分为不完全骨折和完全骨折;根据复位后是否容易发生再移位分为稳定骨折和不稳定骨折;按骨折的部位分为骨干骨折、关节内骨折、干骺端骨折;按骨折发生时间可分为新鲜骨折和陈旧骨折等。但是,这些分类通常都自立基准,缺乏互相协调,而且被证明无法用来比较不同治疗方案之间的效果。

M.E.Muller 曾经说过,一个分类方法是否有用,在于其是否能反映骨损伤的严重程度,且能否作为指导治疗及判断结果的基础。因此,

Muller 及其同事建立了 AO 小组进行骨折分类系统研究。AO 分类不仅用来记录所有的骨折,而且有助于从生物力学及生物学的角度来理解这些骨折。Muller 系统的优点在于它提供了一个使医师可以对骨损伤进行判断、鉴别及描述的框架。此系统真正遵循了 Muller 所提出的要求。系统所采用的字母、数字符号表达方式可方便医师按需要对骨折进行评价、记录及储存其临床所见。

随着我们对骨折的进一步理解,以及新的治疗方法的不断出现,骨折的分类应该既能够保持其连贯性,又具有可修改性。特别是在新的治疗手段可能对结果的预测及评价造成影响时更为重要。因此,以下仅介绍 AO 骨折分类。

(二)骨折分类的原则

在完全应用这一系统时,首先必须按照 Muller 的描述清楚地了解及判读骨折的本质,因为这将决定骨折的特性并成为其分类的基础。第二步便是将骨折的根本特征以文字的方式记录下来,接下来的挑战便是如何处置该骨折及对可能的疗效作出预测。解读这一分类的关键在于对骨折的准确描述。按照创伤骨科学会(OTA)系统,每一块骨及每一区域的骨均被编号,每一长骨被分成 3 个节段。

1.分类计划 首先将每一骨骼的骨折分为 3 型,再进一步分为 3 组及其亚组。形成一个 3-3-3 的递进式等级结构。而将骨折由组进一步分为亚组的工作,通常只有在手术中对骨折的细节进行充分了解后才能建立。根据骨折形态的复杂性、治疗的难易度及预后将这些组及其亚组按照从易到难的顺序进行排列。在此分类中,任何骨折均可通过对以下问题的解答得出其所属类型:

(1)哪一块骨?

(2)骨的哪一节段?

(3)哪一型骨折?属于哪一组?

(4)属于哪一亚组?

2.骨、节段、分型及分组 亚组代表了同一组内 3 种不同的特征。

每一组骨折可以再细分为 3 个亚组,分别以编号 1、2、3 表示。这样每一骨节段共有 27 个亚组,而每一块骨可分为 81 个亚组。

在其二元式概念里,依然保存现在的三阶段式结构,但在每一层次都必须在 2 个答案中作出 1 个选择。例如,当一个长骨骨折被确认为骨干骨折后;首先要回答关于其严重程度的双选题:"这是一个单纯骨折,还是多碎片式骨折?"如果骨折被确认为单纯骨折,即 A 型,下一个问题是有关损伤机制的:"骨折由螺旋引起,还是由弯曲引起?"如果由螺旋引起,该骨折被分类为 A1。双选题的另外一个好处在于如果无法对此 2 个答案作出选择,则提示影像学资料可能不够完善,需要提供更多信息。

在图解中,骨折的严重程度依绿色、橙色及红色而递增。例如,A1 表示骨折的预后最好,而 C3 代表预后最差。这样,在确定骨折分类所需的信息时,已经可以对其损伤机制、严重程度及预后作出某种程度的判断。

3.骨折诊断编码　在此系统中,按照解剖部位及形态学特征对骨折作出诊断。通过回答以上提出的问题,使用一种五元字母数字编码描述骨折:■■—□□.□。此五元编码由代表解剖部位的首 2 位数字(骨及骨节段)、其后代表骨折类型的字母及最后代表骨折形态学特征的 2 位数字组成。使用此系统时,首先应清楚了解各个字母及数字所代表的意义。各个骨的数字代号已被制定并可在图中查到。需要特别注意的是桡骨和尺骨、胫骨和腓骨分别被作为一个长骨处理。

(1)骨的节段:一个长骨通常可被分为 1 个骨干部,2 个骨骺部和 2 个干骺部。长骨中段与端段的分界由以下方法决定:以骨骺部最宽的部分为边长画一个正方形,其范围内为端段,范围外为中段。

在此分类中,干骺部与骨骺部被作为一个节段,因为干骺部骨折的形态学特征会影响关节骨折的治疗和预后。

在此,需要特别提出骨折中心这一重要概念。按照这一概念,即使当一个无移位的骨裂贯穿关节时,也有可能根据其中心所在将其分类为中段(骨干部)骨折。在决定骨折的解剖部位前,必须先确定其骨折中心。

(2)骨折中心:单纯骨折的中心很容易确定。楔形骨折的中心是指楔形最宽处。而一个复杂骨折的中心通常只有在复位后才可判断。

当列出所有骨折后,便可以对其进行编码。虽然骨折的类型及分组均很易确定,但是对亚组的判定则多在复位后才可作出。

(3)长骨:骨折的解剖部位由2个数字代表,1个代表骨,另1个代表骨节段。

1)骨:尺桡骨与胫腓骨一样被看作一个骨干,因此全身共有4处长管状骨。1=肱骨;2=桡尺骨;3=股骨;4=胫腓骨。

2)骨折类型:在骨近段(—1)或远段(—3),所有骨折都可分为A、B及C3型。

3)组、亚组、限定及修改:不管哪一个骨的节段发生骨折,当它被确定为A、B及C型后,均可通过回答双选题来将其分组(1,2,3)。需要时,这些组又可细分为亚组(.1,2,3)。在特别复杂的情况下,这些亚组还可细分下去,称为限定。

(4)软组织损伤的分类:在对开放性或闭合性骨折进行分类时,有许多不同的变数,包括皮肤损伤(IC,IO)、肌肉及韧带损伤(MT)及神经血管损伤(NV)。

(5)脊柱损伤的分类:与AOMüller对长骨的分类相同,脊柱损伤也依其严重性及解剖位置按等级划分。

骨折的严重程度由A型到C型渐增,同样的方式也适用于组及组以下亚组分类中。脊柱损伤的分级首先由其稳定性决定,同时尽可能地考虑其预后。

对脊柱骨折进行分类应充分照顾到不同的脊柱水平所具有解剖特性的差异。脊柱(编号5)主要分为4个节段,除骶骨作为一个整体外,其他的锥体各自构成1个亚节段。通常依照放射学所见的典型损伤特征将之进行分型。对不同分型的主要损伤机制可大致叙述如下:

①A 型:压力负荷,引起压缩性或爆裂性骨折。

②B 型:张力负荷,引起横向牵拉性损伤。

③C 型:轴向扭力,引起旋转性损伤。

因为在下部颈椎(51.03 到 51.05),由张力负荷引起损伤远较轴向扭力严重,所以张力负荷引起的损伤被归为 C 型,而轴向扭力则被归类为 B 型。

(6)骨盆环损伤的分类:骨盆损伤的分类是在 M.E.Müller 等人所提议的通用 AO 分类命名法,及 M.Tile 等人提议的分类命名法的基础上作出适当调整而制定的。此分类同样分为骨(6),节段(1,2),分型(A,B,C)及分组(1,2,3)。此分类还可依照专科医师或临床研究的特殊需要,进一步分为 3 个亚组(1,2,3)及其限定。

骨盆环损伤可按解剖部位分为前部损伤、后部损伤及前后部联合损伤。

骨盆前部或前支损伤可表现为:

①耻骨联合分离。

②单侧或双侧耻骨支骨折,可能伴有耻骨联合分离。

③腹直肌起点撕脱。

④复合损伤。

骨盆后部或后支损伤可以为单侧或双侧,它可能包括:

①髂骨:髂骨骨折通常由坐骨大切迹延伸至髂嵴,但也可延伸至髋臼的后柱部分。

②骶髂关节:骶髂关节损伤可以是单纯关节脱位,但更常见的是伴有部分骶骨或髂骨骨折。

③骶骨:骶骨骨折可以是垂直骨折,或骶臀线以下的横向骨折。垂直骨折在骨盆环骨折时常见,横向骨折则为真正的脊柱损伤。

判断骨盆环损伤稳定性的最重要因素是后部结构有无移位。所有骨盆环损伤,可根据其后部骨或韧带损伤的程度分为稳定、旋转不稳定,但垂直稳定或旋转及垂直均不稳定。任何使骶臀线连续性中断的损伤均表示骨盆后部有复合移位。

（7）髋臼损伤的分类：我们对髋臼骨折及其分类的了解主要来自于 Judet 及 Letournel 的工作。在日常处理髋臼骨折时，Letournel 所提倡的分类得到了广泛的应用。

解剖上，髋臼损伤一方面可被分为部分关节或全关节骨折，另一方面又可分为单柱或双柱（前柱及后柱）骨折及横向骨折。

（8）足部骨折的分类：AO 足及踝部专业组建立足部骨折的分类的工作已接近完成。

第二节　骨折的固定

骨折固定是维持骨折对位和获得愈合的基本保证，因此必须妥善处理。目前，对之前广泛开展的内固定技术，由于发现其存在难以克服的缺点，大家已采取更为谨慎的态度。

一、固定的基本原则

（一）功能位
必须将肢体固定于功能位，或者是治疗要求的体位，以使肢体最大限度地发挥其活动范围及其有效功能。

（二）固定确实
对骨折局部的固定应确实。一般情况下均应包括骨折上、下两个关节，如骨折线距关节面少于 2cm 时，则可不包括骨折线的远处关节。

（三）时间恰当
固定时间应以临床愈合为标准，切勿过早拆除，也不宜过长而影响关节功能的恢复。

（四）功能活动

未行固定的关节应让其充分活动，以防止出现"医源性"关节僵硬症。

（五）检查对位

固定后即应通过 X 线片或透视，以检查骨折对位情况，牵引者可在 3～5 天后进行。对复位未达要求者，应立即拆除固定物，再次复位及固定。

（六）及时调整固定

在患肢固定期间，如遇肿胀消退、肌肉萎缩或因肢体本身的重力作用等导致骨折端移位时，应及时更换或调整固定；对使用石膏管型固定中骨折端出现成角畸形者，应采用楔形切开术矫正。

（七）能用外固定者不用内固定

凡可以外固定达到治疗目的者，不应使用内固定，以防止因切开操作所引起的各种并发症。

（八）血循环不佳者禁用小夹板

由于小夹板对肢体的包缚较紧，易加剧或引起血循环障碍。凡是血循环不良者均不应使用小夹板固定，一般应采用有衬垫石膏托或牵引制动等措施。

（九）酌情下地负重

下肢稳定性骨折可根据固定方式不同而于伤后数日到 4 周内下地活动。但不稳定者，切勿过早负重，以防变位。

（十）拆除外固定后加强功能活动

应及早使患肢充分地进行功能锻炼，以恢复其正常功能。必要时可配合理疗、体疗及其他康复措施。

二、固定的分类

主要分为外固定、框架固定和骨内固定三大类。

为临床上最常用的固定方式,包括以下几种。

（一）外固定

为临床上最常用的固定方式,包括以下数种：

【石膏固定】

此法已有 200 多年历史,不仅具有确实的固定作用,而且具有良好的塑形功能,对维持复位后骨折端的稳定性具有独特的作用,同时也便于患者活动及后送;尤其是对于复位后骨折断端稳定的病例尤宜选用(图 1-2-1)。

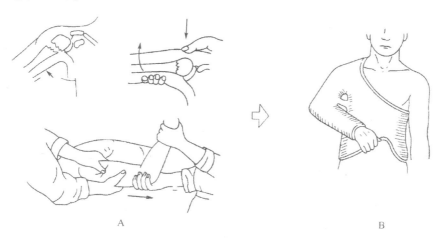

图 1-2-1　肩部骨折复位后以肩胸外展石膏固定示意图

A.复位；B.用石膏固定

1.适应证

（1）稳定型或不稳定型骨折复位后。

（2）脊柱压缩性骨折。

（3）骨折开放复位内固定后。

（4）关节脱位复位后。

（5）其他：如骨折延误愈合、畸形愈合纠正术后及各种骨折牵引术后等。

2.禁忌证

(1)全身状况差,特别是心肺功能不全的年迈患者,不可在胸腹部包扎石膏绷带。

(2)孕妇及进行性腹水者,忌做胸腹部石膏固定。

(3)石膏固定后妨碍病情观察时,忌做石膏固定。

3.准备工作

(1)物品:适当规格的石膏绷带或新型防水石膏,温水(35～40℃)、石膏刀、撑开器、电锯、剪刀、针、线、衬垫物(棉垫、棉纸、袜套)及红蓝色铅笔等。

(2)写患者沟通:向患者交代包扎石膏时注意事项,并向家属和患者本人说明石膏固定的必要性。

(3)创口预处理:非急诊情况下,应用肥皂清洗患肢,有创口者应先换药。

4.方法及注意点

(1)防止压迫疮:在骨隆突处应妥善衬垫,以防皮肤受压。将肢体置于并保持在所需的位置(用器械固定或专人扶持),直到石膏包扎完毕、硬化定型为止。扶托石膏时应用手掌,禁用手指。

(2)滚动法:缠绕石膏要按一定方向沿肢体表面滚动,切忌用力牵拉石膏卷,并随时用手掌塑形,使其均匀、平滑、符合体形。

(3)修整:石膏包裹完毕或待石膏定形后(需5～8分钟),应将其边缘修理整齐,并修去妨碍关节活动的部分。髋"人"字石膏及石膏背心包扎后,应在腹部"开窗",以免影响呼吸。反折露出的衬垫物边沿,宜用窄石膏绷带固定。

(4)注意保护:在易于折断部位,如关节处,应用石膏条加强。患者移动上床时应防止石膏被折断,用枕头或沙袋垫好,石膏未干固以前,注意勿使骨突处受压。

(5)标志:上石膏后应注明日期和诊断,并在石膏上画出骨折的部位及形象。

（6）烘干：石膏定型后，可用电烤架或其他方法烘干。但须注意防止漏电和灼伤皮肤。对髋"人"字形石膏则须定时翻身烘烤后面。

（7）密切观察病情：如有下列情况应立即劈开石膏，进行检查，①患肢苍白或青紫、明显肿胀或剧痛，并伴有循环障碍；②疑有石膏压迫疮或神经受压；③手术后或开放伤的患者有原因不明的高热、疑发生感染；④有肠系膜上动脉综合征。

（8）及时更换石膏：若患肢肿胀消退或肌肉萎缩致使石膏松动时，应及早更换石膏。

（9）其他：经常改变体位，并鼓励患者活动未固定的关节。

5.石膏包扎后观察注意事项

（1）注意保护：在石膏未干前搬运患者时，注意勿使石膏折断或变形，须用手掌托住石膏，忌用手指捏压。患者放于病床时必须将石膏用软枕垫好。

（2）密切观察：抬高患肢，注意有无受压症状，随时观察指（趾）端血运、皮肤颜色、温度、肿胀、感觉及运动情况；遇有变化，立即报告医生并协助处理。

（3）对有创口者：手术后及有创口的患者，如发现石膏被血或脓液浸透，应及时处理。注意病室卫生，消灭蚊蝇，严防创口生蛆。

（4）注意护理：生活上给予帮助，以免粪、尿浸湿石膏，经常保持被褥平整、清洁及干燥，防止发生褥疮，每日用温水或乙醇按摩骨突出部位，并用手指蘸乙醇伸入石膏边缘按摩皮肤。

（5）鼓励活动：患者未能下床前，帮助翻身，至少每日 4 次，并提醒或指导患者做石膏内的肌肉收缩活动。情况许可时，鼓励其下床活动。

（6）保温：冬季应对肢体远端外露部位（指、趾等）用棉花包扎保温，但切忌直接烘烤，尤其在血循环不佳情况下。

【牵引固定】

牵引既具有复位作用又是骨折固定的有效措施之一，已广泛用于临床；尤适用于需要继续复位而又需同时固定的病例，临床上尤多用于肱骨干骨折(图 1-2-2)。

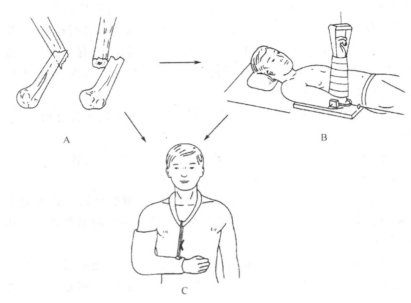

图 1-2-2　肱骨干骨折牵引固定示意图

A.骨折;B.牵引疗法;C 悬垂石膏疗法

1.病例选择

(1)不稳定型损伤:骨干骨折或关节脱位复位后不稳定而需保持对位。

(2)需牵引复位:骨折脱位需要持续牵引方能复位者,如颈椎骨折脱位等。

(3)便于排便护理者:4 周岁以内小儿股骨干骨折宜用双下肢悬吊牵引(Bryant 牵引)。

(4)具体病例选择时注意点:小儿骨骺易受损,穿针时应避开骨骺线或选用皮牵引。皮肤破损、炎症及对胶布过敏者不宜用皮牵引,穿针部位有炎症又无法避开者,不应用骨牵引;老年、神志不清者忌用头带牵引。

2.*牵引方法*　按常规操作。

3.*一般病例牵引的注意事项*

(1)注意胶布有无松脱,胶布条远端的扩张板是否保持在正确的位置上。

(2)注意贴胶布处皮肤有无水疱或皮炎,如有大水疱,应及时除去胶布,在无菌技术操作下用注射器抽吸,并换药。

(3)经常检查托马斯架或勃郎架的位置,如有错位或松动,应及时纠正。

(4)踝关节应保持中间位,防止足下垂及肢体外旋,冷天应注意患肢保暖。

(5)注意牵引重量是否合适,牵引绳有无受阻,牵引绳的方向一般应与肢体纵轴保持一致。

(6)注意骨牵引针的出入口处有无感染,对局部略有红肿者可涂2%碘酊,有明显感染者应终止牵引,或更换其他部位进针再行牵引。

(7)鼓励患者自动练习肌肉运动及足趾或手指的功能锻炼。

4.*骨折脱位病例的注意事项*

(1)每日测量两侧肢体的长度,并做记录。

(2)在牵引最初数日内可用 X 线片透视,必要时摄片,以便及时了解骨折对位情况,进行调整。

(3)牵引重量的大小,应根据部位、肢体发育、骨折错位、受伤时间和损伤程度等情况而定,一般牵引重量为体重的 1/12—1/7,牵引重量应 1 次加到需要的最大重量,以矫正骨折的重叠移位。如系关节挛缩,则牵引力须逐渐增加。

(4)注意远端血液循环及有无神经损伤现象。

(5)根据骨折近端移位方向,纠正与调整牵引力线,并应抬高床尾,以达到反牵引作用。

(6)为保持牵引的有效性,应注意以下几点。

1)牵引锤:牵引的重锤应悬空,不可着地或靠于床架上,滑车应灵活。

2)牵引重量:不能随便改变牵引重量。做临时护理时,不可随意去掉重量或放松绳索。

3)牵引力线:牵引绳与被牵引的肢体长轴应成一直线。铺床时注意不可将被单压在绳索上,以免影响牵引力量。

4)颅骨牵引时:抬高床头,不应随便改变患者的位置。当患者向床头搬移时,须有一人拉住牵引绳,取下重量后再移动。

5)行皮肤牵引时:应注意牵引部皮肤有无炎症或水泡,检查胶布是否滑脱、扩张板是否与床架接触。

6)注意对牵引针眼护理:骨牵引时应保持钉或针眼处的清洁与干燥,以防感染。

7)防止并发症:患者长期卧床不动及头低脚高位,易发生以下4种并发症。①坠积性肺炎:年老体弱患者易发生,应鼓励患者利用拉手做上身运动,每天定时协助患者坐起,拍击背部(自下而上拍击),并鼓励咳嗽;②泌尿系统感染及结石:每天定时协助患者改变卧位,多饮水及积极控制感染;③便秘:调节饮食,多吃高纤维素食物,每日做腹部按摩,必要时用开塞露润肛、灌肠或服缓泻剂;④血栓性静脉炎:老年患者尤易发生,嘱定时主动活动肢体以促进静脉血回流。

【小夹板技术】

1.适应证　因内固定范围较小,易松动,一般仅用于以下骨折。

(1)不全骨折:指无明显移位而又无需确实固定。

(2)稳定型骨折:复位后不再移位或难以移位的骨折,如桡骨远端骨折等。

(3)骨折后期:局部已纤维性愈合或已开始软骨愈合者,可以缩小固定范围的措施来代替石膏固定。

2.禁忌证

(1)错位明显的不稳定型骨折。

(2)伴有软组织开放性损伤、感染及血循环障碍。

（3）躯干部位的骨折等难以牢实固定。

（4）昏迷或肢体失去感觉功能。

3.准备

（1）根据骨折的具体情况,选好适当的夹板、纸压垫、绷带、棉垫和束带等物品。

（2）向患者及其家属交代小夹板固定后的注意事项。

（3）清洁患肢,皮肤有擦伤、水疱者,应先换药或抽吸水疱。

4.方法及注意点

（1）纸压垫要准确地放在适当位置上,并用胶布固定,以免滑动。

（2）捆绑束带时用力要均匀,其松紧度应使束带在夹板上可以不费力地上下推移 1cm 为宜。

（3,）在麻醉未失效时搬动患者,应注意防止骨折再移位。

（4）抬高患肢,密切观察患肢血运,如发现肢端严重肿胀、青紫、麻木、剧痛等,应及时处理。

（5）骨折复位后 4 天内,可根据肢体肿胀和夹板的松紧程度,每天适当放松一些,当仍应以能上下推移 1cm 为宜,4 天后如果夹板松动,可适当捆紧。

（6）开始每周酌情透视或拍片 1～2 次;如骨折变位,应及时纠正或重新复位,必要时改做石膏固定。

（7）2～3 周后,如骨折已有纤维连接,可重新固定,以后每周在门诊复查 1 次,直至骨折临床愈合。

（8）尽早指导患者做功能锻炼。

（二）内固定（**图** 1-1-3）

即通过外科手术在开放复位后或闭合复位后,采用金属或生物材料维持骨折端对位的技术。

【手术适应证】

基本上与开放复位的病例选择相似,只有对小儿骨折,特别是在波及骨骺处的骨折时才严格控制。

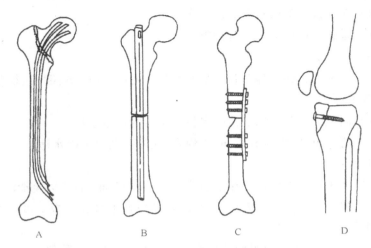

图 1-1-3   临床上常用固定方式示意图

A.Ender 钉固定；B.Kuntscher 钉固定；C 钛板螺钉固定；D.松质骨螺钉固定

1.关节内骨折   有移位而又难以通过手法复法达到解剖对位的，以肘、膝、踝部为多见。

2.外固定无法维持对位骨折   多是因为强大肌群牵拉，如髌骨骨折、尺骨鹰嘴骨折及胫骨结节撕脱等。

3.骨折端软组织嵌顿   多系长管骨骨干骨折或邻近关节的骨折，由于肌肉、肌腱或关节囊嵌入骨折两端之间而须行开放复位，并同时行内固定术。

4.开放性骨折   在 6～8 小时以内清创，创口污染较轻者，在复位后也可酌情选用内固定。

5.多段骨折   包括一骨数折或一肢数折，患者多需开放复位及内固定。

6.畸形愈合   骨折畸形愈合矫正术后也多选用内固定。

7.延迟愈合或不愈合   内固定也可与植骨术并用或单独应用（如对骨折端的加压疗法等）。

8.其他   凡有开放复位手术适应证者，一般多可同时行内固定术。

【手术禁忌证】

1.全身情况不佳　指伴有心、肺、肝、肾功能不全而不能承受手术及麻醉。

2.局部条件不适宜手术　包括局部感染、皮肤缺损而又不能手术修补或局部血运不佳,以及创口污染严重等。

【内固定的种类】

基本方式分为骨内固定、骨外固定及复合式固定 3 类。

1.骨(髓)内固定　指内固定物通过髓内腔纵轴对骨折端起控制作用达到固定目的者。提倡这一入路的学者认为外骨膜在骨折愈合过程中起主要作用,内骨膜起次要作用,髓内钉固定技术对骨折的正常愈合过程影响不大。

(1)手术适应证:主要用于长管骨骨折。

1)股骨干骨折:尤以中段、中上 1/3 或中下 1/3 闭合性、横形骨折者为最佳病例,微斜者也适用,斜面超过 45°者,如并用钢丝等(同种金属材料)可使骨折稳定的,也可选用。

2)多发骨折:一般为同一肢体两处以上骨骼骨折者,或同一骨干多段骨折,其骨折线仍以横形或微斜形为佳。

3)畸形愈合:长管骨畸形愈合,其骨折线位于中上 1/3 至中下 1/3 之间者,可将其截断后插入髓内钉,既简便又可获得早期愈合。

4)延迟愈合或不愈合:尤以下肢多见,切除断端处影响愈合的瘢痕、嵌入的软组织及硬化骨等,再插入髓内钉,即可让其早日下地,并酌情适当负重(必要时辅以植骨),则有利于局部愈合。

5)开放性骨折:在创口清创彻底、创面污染轻和感染机会较少的情况下,也可酌情选用。

6)其他:长管骨延长或缩短矫正术,也可使用。

(2)手术禁忌证

1)小儿骨折:凡需将髓内钉穿过骨骺线者均禁止使用。

2)粉碎性骨折:因难以将碎骨片还纳而不宜采用。

3)长斜形或螺旋形骨折：因局部难以获得确实固定，且该处剪切力较大，髓内钉易折弯、断裂，而不宜选用。

（3）髓内钉的种类：目前较多用的有以下几种。

1)Kuntscher 钉：应用较久，为股骨干骨折最常用的内固定物，也可用于小腿骨折。目前仍在使用的孔氏钉其横断面为梅花形。此外，又出现带锁髓内钉及大直径髓内钉等。前者具有"锁住"作用，以有利于骨折的愈合；后者在使用时需用髓腔扩大器，使髓内钉与骨髓腔内骨皮质广泛接触，达到确实固定和早日下地负重的目的。其原理及使用技术大致相似。

2)"V"形钉：其横断面呈"V"形。以往使用较多，其缺点是强度差，尤其是对股骨干难以达到确实制动的目的。目前仅用于肱骨干骨折或胫腓骨骨折等，但其强度仍不足以防止再移位，故选择时应慎重。

3)Ender 钉：由 Ender 发明，主要用于四肢长管骨中管腔较大者，如股骨干、股骨粗隆间、胫骨及肱骨等。其原理是依据骨骼本身的生物力学特点，以 3 点固定作用来获得对骨折局部制动的目的。该钉具有一定的弹性，其所产生的微动正好有利于骨折端的愈合。10 年前风靡一时，现已逐渐降温，主要是由于钉眼的入口处大多位于临近关节的部位，易感染和影响关节功能的恢复，且其制动作用并不理想，尤其是对骨干两端骨折的固定作用较差。

4)矩形弹性髓内钉：由相关医院设计的扁形实体钉，主要适用于胫骨骨折，具有操作方便、固定确实等优点。

5)其他：包括常用于股骨颈骨折的三翼钉，用于尺桡骨骨折的Rush 钉（三角形实体），横断面为带翼方形的 Schneider 钉及用于胫骨骨折的 Lotter 钉（三叶形实体，并有与胫骨相似的弯度）等各有其优点，在选择时可酌情使用。

（4）手术实施及注意事项

1)术前准备：除一般术前准备外，还应注意术野局部，包括钉子出口处皮肤的检查与准备。

2)髓内钉选择：根据肢体长度及 X 线片测量数据挑选长短、粗细相当的髓内钉；如系 Kuntscher 钉，尚需将其置于患肢或健侧骨骼同一水平位处，一般是在肢体两侧各放置一根直径不一的髓内钉；拍摄正位 X 线平片，以判定其直径与髓腔直径是否一致。

3)麻醉：上肢多为臂丛麻醉，下肢常用硬膜外麻醉。因术中要求肌肉松弛，麻醉必须确实有效。

4)插钉技术：分两种方式。

A.闭合式：指不暴露骨折断端的插钉技术。一般在 C 形臂 X 线片装置透视下，由骨干的一端插入髓内钉，当钉头达骨折端时，透视下使两断端复位，再将髓内钉通过断端继续向前插至远侧端骨髓腔内。此时如在荧光屏上显示对位良好，即将其全长叩入髓腔，留约 1.5cm 钉尾于骨外，以备日后拔出。

B.开放式：按一般开放复位技术先切开局部，暴露骨折端，在直视下将导针插入近侧端骨髓腔内并叩击，使其尖部穿出皮肤。用尖刀将钉眼扩大至 1.5cm 左右，再将预选好的髓内钉顺着导针扣入。在髓内钉插入的同时，不断地将导针拔出。当髓内钉头部抵达骨折端外露 0.5cm 时，可于牵引下使双侧骨折断端呈折曲状，并让骨折远端髓腔套至髓内钉头部，再用持骨器维持对位，并继续叩击钉尾使其进入骨折远端，当抵达预定长度时终止。钉尾留于骨外 1.5cm 左右，切勿过长，否则会影响关节活动。更不可过短，以免难以拔出。

以上是 Kuntscher 类髓内钉的基本操作要领。对其他特殊类型者，包括记忆合金材料等，还需依据不同的设计要求灵活掌握。扩大髓腔的术式虽有固定坚强、可早期下地等优点，但对髓腔的破坏大，且易诱发脂肪栓塞，在选择时应加以注意。

5)术中遇到难题的处理对策：在髓内钉插入术中常会遇到各种意想不到的难题，术者往往十分被动。因此，术前对病例情况应充分加以估计，以免术中措手不及。临床上常遇到的问题主要有以下几种情况。

A.进钉困难：钉子进入髓腔中段后，即使重锤叩击也无法继续进入。其主要原因是由于髓内钉过粗等选择不当、对髓腔的直径及弯曲度估计不足,或者钉头偏歪而插入骨皮质。若用力叩击针尾,必然引起骨干劈裂或髓内钉穿出骨皮质,导致骨折。对上述情况处理对策有,①及早将钉退出:这是最佳选择。先复查 X 线片上股骨的髓腔直径(减去直径 10%～15%的放大系数),然后替换为稍细的髓内钉打入。如果因髓内钉头部插入骨皮质内,则需变更钉头插入方向。②骨皮质旁开槽:术中一旦髓内钉既打不进、又拔不出,则需在骨干的一侧开一长槽,暴露钉尖,再向相反方向叩击将其退出,取下骨片保存备用,并按前法处理。取下的骨片原位嵌入,必要时辅以钢丝固定。③截断髓内钉:依前法仍不能取出髓内钉时,则只好于尾端将其截断,然后再依据钉尖是否超过骨折线而采取不同处理措施。钉尖已过骨折线者,如骨折端牢固,侧向或成角加压后无移位者,仍按原计划处理,肢体外方附中石膏托或管型石膏固定。如断端仍移动变位时,则应附加超过上下关节的坚强外固定,如髋“人”字形石膏等。钉类未过骨折线者则可于术中更换其他内固定方式,包括钢丝、钢板、加压钢板等。但切记无确实内固定的患者,必须要有确实的外固定。

B.骨折断端髓腔消失:主要见于陈旧性骨折假关节形成的患者。此时骨折端被缺乏血供的硬化骨充填。可在手术中将其切除,骨端中央的骨髓腔凿通,然后再按开放式髓内钉插入术进行。

C.粉碎性骨折的处理:术前由于拍片角度不对,或阅片不仔细,以致在 X 线片上未能发现无移位的骨折碎片。当术中发现有碎片存在时,原则上仍应按原计划行髓内钉固定术,并对碎骨片酌情附加钢丝内固定等,以防移位及影响骨折端的稳定性。

D.骨质缺损:有骨质缺损者原则上不行髓内钉固定术。在对开放性骨折者施行髓内钉插入的同时行植骨术;有感染可能者,先行髓内钉固定术,伤口愈合后再行植骨处理。

2.骨外固定　指内固定物位于骨皮质外方,借助骨自身或是通过附加的固定物将骨折端持住、并维持对位的技术。

骨外固定的种类较多，一般常用的有：钢板螺丝钉、螺丝钉、钢丝、加压钢板、骨栓钉、特殊形态钢板及张力带固定装置等。

（1）钢板、加压钢板及特殊形态钢板：临床上较为常用的骨外固定方式之一，虽已有 100 多年历史，但仅在近 20 年发展较快。在一般钢板基础上，又出现了加压钢板及各种特殊形态钢板等，并以后两者使用较多。

1）病例选择：多适用于需内固定的病例。从疗效来看．更适合以下骨折类型。

A.非稳定型长管骨骨折：这种骨折不适用髓内钉的病例，以钢板或加压钢板内固定效果较好，尤其是对于需早日下地负重或持重者。

B.近干骺端骨折：可依据骨折线的类型不同选用相应规格、形状的特殊钢板，将断端固定。由于骨折线多邻近关节，其形状设计个性化也较明显。例如肘上处的"Y"形、"V"形钢板，股骨上端及髁上的"L"形钢板等，均需根据骨折特点而灵活掌握。

C.开放性骨折：骨端外露会造成局部污染及感染扩散，因此不适宜做髓内钉固定。

D.其他各种类型骨折：可根据具体情况酌情选用。一般钢板由于其负载力量较小，仅用于剪力不大的骨干骨折，如手部、前臂骨折等。加压钢板虽可加压，但其厚度较大，不适用于软组织覆盖较少的部位，并且其压应力过大，对骨骼血运不佳的部位应慎重选择。

2）手术原理及注意事项

A.一般钢板：根据钢板质量及其长度、厚度及形态设计，在单位截断面上的力学强度必须大于骨折局部静止状态下剪应力值的数倍以上。在此前提下，要求钢板的长度应超过固定骨干直径的 4 倍，宽度不少于周径的 1/6，厚度多为 1～2.5mm。手术时，应将钢板置于有张力的骨折侧，起固定作用的螺丝钉必须恰好穿过内外两侧的骨皮质，并且不宜过长。螺丝钉之间一般呈平行状，并应左右交错。

B.加压钢板：指厚度在 3.5mm 以上的加厚钢板，用于大骨骼的钢板厚度可达 4.5mm 以上。根据其加压机制不同又可分为，①自动加压型（当螺丝钉拧紧时，利用钢板上钉孔的斜坡，使骨折端自动向骨折线处靠拢；向中线靠拢的压应力可促进骨折的愈合。这种术式较为简便，但其加压作用有一定限度）。②加压器型（即利用特制的加压钢板加压器使骨折端靠拢，并产生有利于骨折愈合的压应力）。

加压钢板自 20 多年前风靡全国之后，由于其应力遮挡作用，即宽而厚的钢板阻塞了骨骼的正常血循环通路，容易引起骨折局部的骨质疏松及血循环障碍，以致在拆除钢板后局部易再度出现骨折而带来新的治疗困难。尽管对 AO 系统为代表的加压钢板做了某些改进，例如将钢板的骨侧接触面开槽，以改善局部的血循环；选择最佳拆除钢板时机，拆除后对肢体附加保护等，但困难均未获得根本解决。因此，使用时应全面考虑，这也是许多骨科医师更乐于采用髓内钉的原因之一。在操作方法上，除仍应遵循一般钢板的基本技术要求外，为防止钢板对侧骨折处分离，应首先从最靠近骨折线的钉孔处钻孔加压，各螺丝钉必须与骨干纵轴完全垂直。

C.特殊形态钢板：临床上常见的"L"形、"Y"形、"T"形及"V"形钢板，主要用于肱骨髁上、股骨髁上及胫骨上端的"T"形骨折、"Y"形骨折、"V"形骨折、横形骨折及粉碎性骨折等。目的是利用不同形态的钢板设法将不同类型骨折的大骨折片或骨块加以固定，以有利于早期功能活动。在使用时应尽可能地避免将内固定物包括螺栓钉等刺入关节腔内，也不可刺入肌肉组织中。注意避免误伤周围神经及血管。

（2）螺丝钉：是使用较广的内固定方式之一。根据螺纹间距及用途等不同而又可分为皮质骨螺丝钉与松质骨螺丝钉两种。目前引进的 AO 系统螺丝钉比一般螺钉粗，其螺柱直径为 3.0mm，而螺纹直径为 4.5mm。使用时需先用螺丝钻在骨骼上钻孔，再将 AO 螺丝钉导入。这种方式由于可以使螺丝钉对骨质的控制更为牢固，而一般螺丝钉是自动旋入，螺纹与骨质的接触面较小，因而控制作用也小于前者。

螺丝钉主要用于骨端的撕脱性骨折，如内外踝、内外髁、桡骨茎突、尺骨鹰嘴等处以及长管骨的斜形骨折及胫腓下关节分离等。

（3）其他

①钢丝，常用的内固定材料，因使用时易在打结处折断，故一般多用作其他内固定的附加措施，或是用于一般的长管骨斜形骨折及髌骨横形骨折等。对于稳定型脊柱骨折，也可用于做棘突结扎固定术的材料。

②骨栓钉，主要用于胫骨平台骨折。术中将其复位后，酌情在塌陷的平台下方放置植骨块。为防止再移位，多选用骨栓钉固定。

③张力带固定，即利用内固定物对骨折断端的张应力维持骨折对位。特别适用于撕脱性骨折，如鹰嘴撕脱骨折、内外踝部骨折、髌骨骨折及肩峰骨折等。

④LuquefHarlington 技术，属于骨外固定的一种形式，但更多用于脊柱侧弯病例。

3.复合式固定　　用于脊柱骨折时的脊柱椎弓根螺丝钉复位固定技术及用于股骨上端骨折的鹅头钉等技术均属此项。

（三）框架固定

指用一个金属框架将多根穿入骨骼中的钢针联结成一整体结构，并对骨折断端起固定作用的设计。一般情况下也兼具复位作用。

经过几十年的临床应用和改进，目前，框架固定被认为是最佳的骨外固定框架结构。此外，东欧及意大利等国也有新的设计。国内近年来此项技术正在兴起，尤其是中西医结合的创伤骨科医师做了大量工作。由于它兼具内外固定的优点，且可调整骨折对位，能早期负重和活动，从而显示出其优越性。但此种装置的钢针大多要穿过骨骼外方的肌群，易引起感染，且可能误伤骨旁神经、血管，因此在选择时应慎重考虑。

其操作技术视设计不同而要求各异。基本方法是斯氏钉贯穿技术，对骨科医师一般多无困难。但必须避开神经、血管、骨骺线及关节囊（图 1-1-4）。

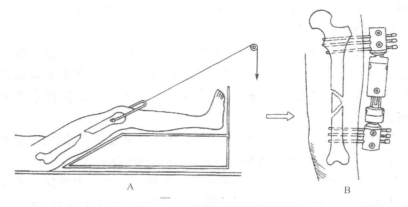

图 1-1-4　框架固定示意图

A.牵引整复；B外固定架固定

（四）其他

随着人工关节的开展，对近关节部的骨折，一旦发现其复位困难、固定过久影响功能，或者对年迈体弱不能长期卧床者，也可予以人工关节置换。临床上多用的是人工股骨头置换术。

第三节　骨科创伤患者的院前急救

院前救治是指伤员由受伤现场到达医院这段时间内的救治工作，是创伤急救工作的重要组成部分，也是伤员必经的第一步医疗过程。不仅直接关系到伤员的后期救治工作计划及效果，而且在瞬间就可能决定伤员的存活或死亡，对整个创伤抢救的质量和伤员的预后有着关键性的影响。

院前救治并非单纯的医疗行为。不仅与抢救人员的组织及其医学知识、能力等因素有关，而且广泛涉及通讯联络、交通运输，甚至国民素质等多方面因素，在战时还可能受到敌对力量的干扰。因此，院前救治是一个复杂的综合社会服务过程，既是一个国家创伤急救水平的标志，也是一个国家综合国力的反映。至今院前急救工作还是我国创伤外科领域最薄弱的一个环节。

骨科创伤常与其他部位创伤同时发生，并且后者可能更为严重，因此在本章讨论中将较全面地加以阐述。

一、组织工作、致伤因素及评估

【院前救治的组织形成和工作程序】

创伤发生以后，有效救治的措施开始得越早，抢救成功率就越高。所以，在院前救治的过程中，如果只注意医疗操作，而忽略必要的组织管理和工作程序，将可能导致医疗操作的矛盾冲突及延误，从而极大地影响抢救的成功率。如何加快伤员得到抢救的速度，提高医疗工作的效率，是对院前救治组织形成和工作程序的基本要求。

（一）院前救治的组织形成

院前救治的组织管理部门因国家和地区的不同而存在区别。一般常见的负责承担院前救治工作的部门包括：各级政府、消防部门、卫生部门和民间卫生机构等。我国的院前救治归属于卫生系统。不同的归属可能对院前救治的重视程度、资金投入及通信运输等方面有一定程度的影响，但无论哪一类部门承担，院前救治的组织形成都主要有以下两种。

1.医疗力量前伸　医疗力量前伸是将医务人员送到创伤发生现场，对伤员实施紧急抢救并将其接至医院。目的是使伤员尽快得到医疗处理和加强运送过程中的医疗监护。医疗力量基本组成包括5部分：组长负责估计伤情，确定处理方案和指挥抢救；麻醉科医师负责保持呼吸道通畅，维护心肺功能；急救部医师具体实施急救操作；护士负责输液、用药及生命体征的观察和记录；后勤人员负责伤员搬运和运输。但是，根据目前我国的综合经济状况和医疗力量的现实，常规调遣医务人员不切实际。因此，这种医疗力量前伸的方法只是在特殊条件下才有可能采用。如果伤员陷入困境而无法后送或运送将对伤员造成极其严重的损害。重大灾害(如地震、洪水、火山爆发和大型交通事故等)和战争,会在短时间,小范围内突然出现大批量伤员,此类情形实施院前救治方式就需要精确的医疗组织和平时大量的准备及训练。

2.**伤员后送**　　伤员后送是指现场目击者将伤员送往医疗机构。是在平时条件下最常采用的院前救治形式。其合理的过程应该是:最早的目击者立即对伤员进行基本生命支持的救治(如保持呼吸道通畅、止血和人工呼吸、心脏按压等),同时其他人呼叫急救车或拦截附近车辆,由具备医学常识者陪伴,将伤员迅速送到医疗机构。但目前更为常见的过程却是:目击者发现伤员后,就开始寻找运输工具,然后将伤员运送至医院,伤员在现场和运送途中几乎得不到任何有益的处理,而这段时间往往是伤员存亡的关键时刻,宝贵时间的浪费不仅会大大降低抢救成功率,而且期间一些不正确的操作会导致伤情的加重,促成伤员的死亡。因此,在此类院前救治方式中,为建立合理的创伤抢救模式,应在全民(特别是司机、警察等)普及抢救生命的基本知识,并健全急救车电话呼叫等通讯联络系统。

(二)院前救治的工作程序

无论在何种院前救治形式中,抢救工作的医疗行为是一致的。按其操作顺序大致可分为 4 个部分:解除致伤因素,伤情估计,现场急救和搬运后送。这 4 个步骤虽然在某种意义上有一定的次序,但多数情形中,4 个方面的医疗工作是紧密联系、同时或交叉进行的。如重要伤情估计可能在解除致伤因素时已经完成,也可能与现场急救工作交叉进行的。现场急救工作也常常在搬运后送过程中仍持续进行着。

【解除致伤因素】

创伤的致伤因素多种多样。大部分致伤因素是瞬间作用,伤后即已自动解除,如撞击伤、坠落伤、火器伤、冲击伤和咬伤等。但在有些情况中,致伤因素的作用要持续很长时间,直至人为解除时为止,如挤压伤、冻伤、触电伤、烧伤和致伤物存留体内的刺伤等。这类创伤救治工作的第一步就是解除致伤因素。其目的是尽快地消除致伤因素对伤员的持续作用,防止创伤的进一步加重或在救治过程中形成二次损伤。

(一)挤压伤致伤因素的解除

挤压伤中挤压因素作用时间的长短与伤员的预后有非常密切的关系,迅速解除挤压因素是关系到伤员生命的重要步骤。

伤员全身挤压的情形见于塌方等事故中,此时若单纯采用挖掘的方法,既可能伤及被挤压者,又存在挖空后石块、泥土或木梁等物体的再次坍塌的危险。因此,应注意结合使用撬、搬的方法从上至下移除压迫物体。期间首要的工作是判断伤员头部所在位置,力争以最快的速度暴露出头部,并迅速开始清理口、鼻腔异物,维持呼吸道通畅的工作,同时清除压迫物体,尽快地使胸部暴露出来,以保证呼吸和循环功能。一旦这两个部位得以暴露,即可全面展开现场抢救工作,不需等待整个身体全部显露。

伤员身体某一部分受到挤压时,不可强力牵拉遗留在外的部分来拔出受挤压部位,这样不仅会加重受压部位的伤情,还可能造成被牵拉部位的损伤(如臂丛牵拉伤、关节脱位及骨折等),应从解除压迫因素着手,方法与上述类似。有时解除致伤因素存在一定困难,如在机器挤压身体某一部位的情形中。此时,切忌开动机器来正转送出或倒转退出受挤压部位,应关闭机器,拆卸某些部件或用撬杆将机器致压部件强力撑开,解除压迫因素后,再移出受挤压部位。

(二)冻伤因素的解除

冻伤因素的解除实际上就是受伤部位的复温和保温。应尽快使伤员脱离寒冷环境,用温水快速融化复温,水温以 42℃ 为宜。将冻伤部位浸泡 60～90 分钟,至冷冻区组织软化,皮肤转红为止。对于颜面或躯干部冻伤无法进行浸泡者,可用温水进行热敷。禁止使用过热液体或高温环境及雪搓、捶打方法。如无复温条件,应予以保暖,并迅速送往有复温条件处。

（三）烧伤因素的解除

对困在着火区域内的伤员，救护者应立即将手帕、毛巾等浸湿，盖于伤员口、鼻之上，以防止或减轻呼吸道烧伤及有毒气体的吸入，并迅速将伤员移出着火区域以外。

伤员身上存在火种时，在其迅速脱离火源后，立即卧倒，就地缓慢打滚或跳入附近的水池、河沟内。一定要制止伤员直立、乱跑和呼喊，以避免加重头面和呼吸道烧伤。救护者还可用被、毯等物扑盖，帮助灭火。

烧伤创面可立即用清洁冷水冲洗或浸入冷水内，以阻止热力对组织的进一步损害，也有利于清洁创面及减轻疼痛。

化学烧伤的创面要立即用大量的清洁冷水反复冲洗。一般不宜使用拮抗或中和性化学制剂冲洗创面。

（四）存留体内刺伤物的去除

被小型锐器刺伤的，一般可立即去除，以防止在抢救及运送过程中造成二次损伤，但应沿原刺入途径小心拔出，不应造成二次切割伤。拔除致伤物后，要迅速用敷料压迫伤部，既可止血，又可减轻体腔的异常交通，然后行局部加压包扎。

对于大型钝器伤（如木桩刺伤等），常常不必勉力在现场拔出致伤物，以免导致对组织的逆行挫伤或更为严重的后果。而应迅速实施急救，并采用不致引起二次损伤的体位（如用厚海绵衬垫等方法），尽快送至医疗机构处理。

（五）触电伤致伤因素的解除

伤员受到电击伤后，如果未脱离电源，就存在解除致伤因素的问题。此时，不可直接将伤员拉开，以免造成抢救人员触电。而应立即关闭电源。若无法关闭电源，则可用绝缘物体拨开电源，或用绝缘物体推、拉伤员，使其离开电源，再实施抢救。

【现场伤情的估计】

为了有效地实施现场抢救工作及确定伤员后送的正确时机和方式,必须首先对伤员的伤情做出初步估计,作用略相当于医院内的诊断工作。但其目的是发现危及生命的重要部位严重创伤,而不是对病情的全面诊断。一般也不可能借助于器械、化验等检查工具。因此现场伤情的初步估计与医院内的诊断工作是有明显区别的。

（一）现场伤情初步估计的原则

现场伤情初步估计是为了在现场抢救中达到维持生命,有利于后续处理的目的服务,因此,应遵循以下不同于医院内诊断工作的原则。

1.迅速果断　现场伤情估计的首要原则是迅速,一般不应花费专门的时间,而要在抢救工作不间断的过程中进行,一旦发现可疑的危及生命的伤情,立即果断地予以处置,不应反复检查、斟酌或依靠某些检查手段来证实。宁肯导致抢救工作"多此一举"的失误,决不能发生抢救工作"延误"的缺陷。

2.相对全面　相对全面指在现场伤情估计中力争不遗漏重要部位的致命性创伤,但对次要的创伤不必进行全面详尽的诊断。因此,一般在现场伤情估计中,主要是呼吸和循环功能的初步判断。

3.立即落实

虽然不同部位创伤存在相互影响,全面的诊断有助于救治方案的综合考虑和顺序实施,但现场抢救的急迫情形不允许进行全面的诊断工作。因此,不能采取医院内"诊断-救治"的程序,而应采用"抢救-诊断-抢救"的方式,即伤情估计中,发现问题应立即解决,依次处理。抢救工作不可等待全面伤情估计的完成。

4.由主到次　现场伤情评估"维持生命"的目的要求其必须以最快的速度发现对生命最有威胁的创伤,对生命威胁相对较小的创伤允许稍晚一些时间被发现。所以,现场伤情评估必须要有一定的次序,从最可能危及生命的部位开始,逐渐检查到对生命威胁可能性较小的部位。

（二）现场伤情估计的工作程序

为了使最紧迫、危险的创伤能够被最早发现和处理,根据各部位创伤后危及生命的紧迫程度,现场伤情估计按时间先后有一定的工作程序,可简称"ABCDEF"程序:A 气道,指呼吸道是否通畅;B 呼吸,指有无胸部创伤影响呼吸功能;C 循环,包括两个方面,一是对周围循环血容量和大出血的判断;二是对心泵功能的评估;D 指神经系统障碍,包括两个部分,一是对脊柱脊髓损伤的判断;二是对颅脑损伤的评估;E 暴露,指在上述工作程序完成后,应充分暴露伤员全身,检查和发现除上述部位以外的脏器创伤;F 指骨折,四肢骨折的判断。

此外,关于伤情估计的工作程序还有其他的一些观点。如 Freeland 提出的"CRASH-PLAN"(撞击诊断计划)思维程序为:cardiac(心脏)、respiratory(呼吸)、abdomen(腹部)、spine(脊柱)、head(头颅)、pelvis(骨盆)、limb(肢体)、arteries(动脉)和 nerves(神经)。其目的均是更全面、更快捷地发现对生命威胁最大的创伤。由于在不同伤员中,最危险的创伤不可能相同,因此,这一程序在实际应用中可以根据具体情况做适当调整。如在大血管伤中最先应得到检查和处理的可能是"循环"问题。但一般情况下,特别是在多发伤或创伤部位不明确的伤员,一定要坚持这一程序原则,以实现全面、快捷的现场伤情估计。

（三）现场伤情评估的方法

由于危及生命的危险因素依次为呼吸障碍、循环障碍和中枢神经系统创伤等,所以,现场伤情评估的主要任务是以上方面伤情的评价。救护人员应解开伤员上衣,俯身面向伤员,头靠近伤员头颈部,用耳听伤员的呼吸了解有无气道梗阻观象,眼看伤员口唇色泽有无发绀或苍白,颈静脉有无怒张,胸廓运动是否对称,手摸伤员桡动脉其脉搏是否快速、细弱,同时询问创伤经过,检查伤员应答时的神志情况。采用这样的方法可在数十秒内大致了解威胁伤员生命的主要危险。

（四）创伤严重程度评估标准

创伤严重程度的评估主要用于大批量伤员出现，医疗力量前伸时对不同伤员急救、后送顺序的安排和收容计划的制订中。一般在单个伤员的急救现场、无医务人员参与时，创伤严重程度的评估既不现实，也无十分的必要。因时间和条件的限制，现场创伤严重程度评价的方法必须简单易行，无需专科医师和仪器的帮助。目前主要采用创伤指数的方法。

1.创伤指数　创伤是来院前和急诊科评价创伤严重程度的最常用方法之一。表中 5 项相加，总数在 9 分以下为轻伤，绝大多数只需门诊治疗；10～16 分为中度伤，需暂时入院观察；17 分以上为危重伤，要考虑多系统脏器损伤；17～20 分的伤员多需住院治疗 1 周以上，但病死率较低；21 分以上的病死率剧增；29 分以上的绝大多数（80％）于 1 周内死亡。创伤指数对分类住院和不住院、是否需行加强医疗监护及预测死亡都有一定的意义。便于现场决定处理的次序和通知医疗机构做救治准备。

2.CRAMS 记分　CRAMS 代表 5 个观察项目：C 指循环，主要是指毛细血管再充盈情况，可能时包括动脉血压值；R 指呼吸，是否存在呼吸困难及呼吸的效率；A 指腹部，胸腹部疼痛等创伤表现；M 指运动，四肢自主运动功能；S 指说话，语言能力是否正常。

各项中正常者记为 2 分，轻度异常为 1 分，严重异常为 0 分。积分≤8 分为重伤，需入院救治。积分≥9 分为轻伤，可于门诊处理，院外观察。

二、救治与后送

创伤现场急救技术

在创伤患者的现场急救中，短时间内需要实施的急救操作很多，其中大多数是同时进行的。但在抢救人员有限或各部位救治措施出现冲突时,抢救人员必须了解创伤急救的正确程序,按合理的次序实施抢救。与现场伤情估计的程序类似,现场急救的程序也是根据各部位创伤对生命威胁的危险性和紧迫性而定,同时也不是一成不变的,可根据伤员各部位伤的严重程度做适当调整。但一般而言,现场急救的顺序应该为:保持呼吸道通畅-维护呼吸功能-制止大出血-恢复有效血容量-支持心泵功能-颈椎骨折的固定-腹腔开放性伤口保护处理-颅脑开放性伤口包扎救治-脊柱骨折及四肢骨折的固定-其他(如泌尿生殖道损伤,创面内骨、神经、肌腱的保护,预防感染等)。

综合上述内容,现场急救技术主要包括保持呼吸道通畅、维护呼吸功能、止血、恢复血容量、支持心泵功能、包扎、骨折固定等 7 个方面的技术。

(一)保持呼吸道通畅

【创伤后呼吸道梗阻的原因】

1.异物阻塞 异物阻塞是呼吸道梗阻的常见原因,是由口、鼻被泥、草、血液、呕吐物和脱落义齿等异物堵塞所致。

2.软组织阻塞 严重创伤昏迷者,舌根后坠可堵塞喉的入口。严重颌骨骨折的,失去支持的软组织可脱出至气道内,造成呼吸道梗阻。

3.机械性压迫 当口腔、颌面、颈部等呼吸道邻近部位创伤时,组织的严重肿胀,骨和软骨骨折变形均可压迫气道导致呼吸道狭窄。

4.气道痉挛 喉、气管受到污水、有毒气体及灼热空气等强烈刺激时,可能发生痉挛,严重者可导致呼吸道梗阻。

【呼吸道梗阻的临床表现】

1.呼吸困难 呼吸道梗阻导致的缺氧和二氧化碳潴留刺激并兴奋呼吸中枢,表现为呼吸深快、鼻翼煽动、颈静脉怒张、下颌抽动、腹肌紧张,并且因辅助呼吸肌极度收缩致胸骨上切迹、锁骨上窝和肋间隙随吸气动作而内陷(三凹征)。呼吸道不全梗阻时,突出表现为呼吸时发出高而尖的喉鸣音。

2.发绀　发绀是缺氧的常见症状,主要表现为颜面、口唇、指(趾)甲等部位的颜色青紫。因发绀是血管内血红蛋白没有氧合的结果,所以,贫血的伤员缺氧时发绀可能不明显。

3.中枢神经系统的变化　缺氧开始时中枢神经系统有轻度抑制,伤员可丧失思考能力,有时伴发恶心、呕吐。当二氧化碳逐渐积蓄刺激中枢神经时,则可表现兴奋躁动、肌肉抽动或痉挛,继而神志淡漠直至昏迷。

4.循环系统的变化　开始时表现为脉搏加快,血压上升。之后随着缺氧加重,脉搏减弱,血压下降,循环迟滞,皮肤发凉,最终循环衰竭。

【保持呼吸道通畅的方法】

1.伤员取仰卧位,并远离有害气体,置于通风、防雨的地方。

2.解开伤员衣领、衣扣和裤带等一切可能束缚及妨碍胸廓和膈肌活动的物品。

3.用手或器械清除口、鼻、气道内一切异物。

4.解除舌后坠的影响。将伤员颈部托起,头尽量后仰,必要时另一手压额部,增加后仰程度(但对怀疑颈椎创伤者,不可使颈椎强力后伸),用手抬起伤员下颌,使下齿列错于上齿列前面。拖出舌头,用别针或丝线穿过舌前部将其固定于胸前衣物上。

5.因口、鼻、下颌和颈部外伤致呼吸道梗阻的,可采用经鼻腔、口腔、气管断裂处插入橡皮导管(严重鼻骨骨折和脑脊液漏者不经鼻腔插管)。必要时可做环甲膜穿刺、切开或气管切开插管。

6.实施人工辅助呼吸(方法见心肺脑复苏术)。

(二)维护呼吸功能

【呼吸功能障碍的原因】

1.呼吸道梗阻

2.胸部创伤　多发肋骨骨折(连枷胸)、气胸(特别是张力性气胸或双侧气胸)、血胸、纵隔气肿等可能严重影响胸廓顺应性。

3.肺部创伤 肺部的直接暴力创伤或有毒气体吸入等原因导致的肺水肿,均可影响呼吸功能。

4.呼吸肌麻痹 高位颈髓损伤可致呼吸肌麻痹,不能产生有效的呼吸动作。

5.呼吸中枢抑制 常见于电击伤、中毒及不恰当的药物使用等情况。

【呼吸功能障碍的临床表现】

呼吸功能障碍时缺氧、二氧化碳潴留的症状与上述呼吸道梗阻症状相同,但经解除呼吸梗阻后症状不能缓解。颈部皮下气肿、气管偏歪、颈静脉怒张及胸痛拒压则提示胸部创伤的可能。另外,还可能出现胸壁运动微弱或消失、呼吸音减弱、口/鼻进出的气体量少力微、不能大声说话等表现。

【维护呼吸功能的方法】

1.病因治疗 解除呼吸道梗阻。对开放性气胸,应立即用厚棉垫、纱布、洁净毛巾或衣服等严密封闭伤口,再用敷料加压包扎,最好敷料外加盖塑料布等。对张力性气胸,应立即在伤侧第二肋间锁骨中线处,用粗针头穿刺排气,并在针头的尾端套上1个带孔的指套作为排气的活瓣。多发肋骨骨折及浮动胸壁、反常呼吸时,应以厚棉垫或衣卷等物垫在伤处,再加三角巾或绷带加压包扎固定。对于胸壁、胸膜腔完整性破坏的,应行胸腔闭式引流,恢复胸膜腔的压力梯度。其他还应针对不同病因,行颈椎创伤的牵引固定和脱离有毒气体及电源等。

2.气管插管 气管插管(包括环甲膜切开插管)可有效地解除或防止呼吸道梗阻,减少呼吸无效腔,提高呼吸效率,便于实施人工辅助呼吸。

3.人工辅助呼吸 有条件时,应立即进行正压人工辅助呼吸。可用口对口吹气法或口、橡皮球对插管吹气法。具体操作见心肺脑复苏术。

4.氧治疗 在现场或后送途中,均应尽量实施氧治疗。包括鼻导管吸氧法、漏斗给氧法和口鼻面罩吸氧法,根据现场或后送途中所具备的条件而定。一般氧流量约为 4ml/min,氧浓度约为 40%。

（三）止血

成年人出血量达 800~1000ml 时,就可能出现危及生命的并发症。因此,制止外出血是现场急救的重要任务之一。在止血的方法中,最简单、迅速的是手压止血法,包括直接对创面局部的压迫和对损伤血管近端的压迫。这通常也是首先采用的止血方法。但手压止血法不能持久,对需要维持时间较长的止血,应多采用加压包扎止血法,对多数伤员能够达到止血目的,患肢发生缺血坏死的可能性较小,对后期处理和提高肢体成活率有积极意义。某些特殊部位还可采用填塞止血法(如鼻腔)或屈曲关节止血法(如肘窝、腘窝)。当上述方法无效或不易实施时,才可考虑采用止血带止血法。

【创口手压止血法】

用拇指、手掌(衬垫敷料)紧压创口的出血处,是最简单、迅速的止血方法。由于该方法不能持久止血,不便于创面的处理、包扎,不易达到对大血管损伤止血的目的。因此,常作为其他止血方法的辅助手段。

【指压血管止血法】

用手指将出血部位动脉的近心端,用力压在邻近的骨骼上,阻断血运来源,是对外出血的常见急救方法。此方法特别适合同时进行创口的加压包扎、创面血管钳夹和止血带更换过程中的临时止血。

【加压包扎止血法】

用消毒敷料或干净毛巾、布料折叠成比伤口稍大的垫,填塞于创口内,再用绷带或三角巾加压包扎,松紧度以能达到伤口止血但不影响其远端血运为宜。

【屈曲关节止血法】

在肘窝、腘窝处,加纱布卷或棉垫卷,然后将肢体弯曲,使用绷带环形或"8"字形包扎。此法伤员较痛苦,一般不宜首先考虑采用。

【止血带止血法】

用于四肢较大血管出血,加压包扎的方法不能止血时。

1.方法 将伤肢抬高 2 分钟,使血液回流。可以暂时在拟上止血带局部垫上松软敷料或毛巾布料。止血带中以气袖带止血带效果最好,绑好袖带后,外层应用绷带缠绕固定;其次最常用的是橡皮管(带),环绕肢体缠扎两周勒紧,以不出血为止;无制式止血带时,可在垫好衬垫后,用布带绕肢体松松捆绑 1 周打结,在结下穿 1 根短木棒,沿 1 个方向旋转短棒,使布带绞紧,至伤口不流血为止,将棒固定在肢体上。

2.注意事项

(1)止血带应尽量靠近伤口。但在双骨部位(如前臂、小腿)不能使用止血带,应分别绑于上臂 1/2 处和大腿上 2/3 处。

(2)衬垫要平整垫好,防止局部压伤。

(3)止血带松紧以制止出血为度,过松造成出血更多,过紧容易损伤神经。

(4)止血带上应有明显标记,记录上止血带时间,向护送者和患者本人交代应放松止血带的时间。

(5)原则上每小时应放松一次止血带,如需要可再上止血带。

(6)力争缩短上止血带的时间。

【钳夹结扎法】

由于需较为严格的条件和技术,一般不适于现场急救。

【抗休克裤】

可用于盆壁、膀胱后出血的止血。不仅可对该区域出血部位加压,减少出血,而且可相对固定骨盆和下肢骨折,驱回下肢、腹部血液,增加脑、心灌流量。但现场往往难以得到此类器材。

(四)恢复有效血容量

【创伤中有效血容量下降的原因】

1.血液的丢失 指创伤后的内、外出血。

2.血浆的丢失　见于烧伤、大面积创面渗出等情形。

3.水及电解质的丢失　（脱水）缘于呕吐、饥饿等情况。

【有效血容量不足的临床表现】

1.交感神经活动增强　表现为心率、脉搏加快，四肢发冷，出汗增加，心情焦虑等。

2.血管灌注不足　表现为皮肤黏膜苍白，静脉瘪陷。毛细血管再充盈时间延长（超过 2 秒），尿量下降。

3.组织缺氧　无颅脑外伤的伤员出现意识障碍是脑缺氧的可靠指征。心肌缺氧可在后期导致心缩力和脉搏减弱、减慢。

【失血量的初步估计】

1.根据损伤部位对出血量的估计

（1）骨盆骨折：出血量为 1000～1500ml（合并尿道损伤时 2000～4000ml）。

（2）股骨骨折：闭合型股骨骨折出血为 500～1000ml，开放型为 1000～2000ml。

（3）胫腓骨骨折：出血量为 500～2000ml。

（4）肱骨骨折：闭合型肱骨骨折为 300～500ml，开放型为 500～1000ml。

（5）胸部创伤：胸部创伤时出血量为 1000～4000ml。

（6）腹部创伤：腹部创伤时出血量为 1000～5000ml。

2.根据生命体征对出血量的估计

（1）生命体征稳定或仅有轻度脉率增快，失血量小于血容量的 15％（约 800ml）。

（2）心率 100～120 次/分，脉压差＜4kPa（收缩压约 12kPa），尿量 30～60ml/小时，失血量为 20％～25％（1000～1250ml），为轻度休克。

（3）心率＞120 次/分，收缩压 8～12kPa，尿量＜30ml/小时，毛细血管再充盈时间＞3 秒，失血量 30％～35％（1500～1750ml），为中度休克。

(4)心率＜55 次/分,收缩压＜8kPa,无尿,明显意识障碍。失血量＞40%(2000ml),为重度休克。

【恢复有效血容量的方法】

抢救期间,伤员一般应平卧或将下肢抬高 30°(休克体位),但忌用头低位,尤其是怀疑颅脑损伤者,以免增加颅内出血及影响呼吸功能;伤员要予以保温。特殊条件下,可使用抗休克裤,约相当增加血容量800ml。当然恢复血容量最重要、最根本的方法是补充液体(包括血液)。对确定没有消化道损伤的伤员可给予含盐饮料少量多次饮用,但在现场通常难以判断有无消化道损伤及创伤后消化道并发症。因此,除非在特殊情况下,一般不提倡口服补液,而应力争实施静脉输注。这在医疗力量前伸的现场急救中有可能实现。即使在现场无此条件时,抢救人员仍必须明确静脉输液实施越早效果越好这一重要概念。

【静脉输液的原则】

1.快速　除脑外伤和心功能不全的伤员外,这一原则是静脉输液恢复血容量的最重要原则。应同时开放多条静脉通道,争取在 30 分钟内输入液体 2000ml。

2.足量　掌握输液量的原则不是"失多少,补多少",而是"需多少,补多少"。输液总量应为评估失血量的 3 倍。而且休克时间越长,需输注液体量越多。

3.种类　液体种类选择的原则是"失什么,补什么"。所以,血液或血浆常常是必需的。此外的液体应优选平衡盐液和乳酸钠林格液,其离子比例和 pH 接近细胞外液,可大量应用(但在婴幼儿及肝功能受损者,应提防林格液的乳酸蓄积)。代血浆和右旋糖酐等胶体液不超过1000ml/天。尽量少用生理盐水,因其 pH 较低,氯离子浓度较高。一般禁止使用葡萄糖液,以防脑水肿、低渗综合征和电解质紊乱。

4.次序　应先输入晶体液,再输入胶体液。胶体液(全血)与晶体液的比例约为 1:2。

（五）支持心泵功能

【创伤后心泵功能障碍的原因】

1.心脏疾病　伤前有心脏疾病,心泵潜力不足的患者,创伤耐受力差。

2.心脏挫伤　胸部创伤造成心肌损害可造成心缩无力及心律失常。

3.心包填塞　心包腔正常容量为 10～20ml,当胸部外伤致心包腔内急性积血达 100ml(临界容量),可出现急性心脏压塞表现,心泵功能迅速出现障碍、衰竭,直至死亡。

4.纵隔移位　由于血胸、气胸,胸腔开放伤、浮动胸壁等导致纵隔移位或摆动,可严重影响心脏功能。

5.支配心脏神经损伤　如颈髓损伤、伤及心脏交感神经等,可造成心缩无力及心律失常。

【心泵功能障碍的临床表现】

创伤急救中,完成呼吸功能的维护及血容量补充后,伤员临床症状无明显好转或好转后又趋于恶化的,应注意心泵功能不良的情况。其一般表现为脉搏细弱或奇脉、颈静脉怒张、缺氧性发绀、心尖搏动减弱、心音低钝遥远、心包摩擦音等。

【心泵功能障碍的处理】

心泵功能障碍的现场急救中,一部分依赖于上述呼吸功能的维持、血容量的恢复等措施,还有一部分措施在现场通常无条件实现。因此,急救现场专门对心泵功能障碍的处理措施一般只有心脏挤压术和少数情况下的心脏压塞的处理。但为了对此有全面的认识,以下仍简要系统说明。

1.病因治疗

(1)心脏压塞的处理:心包穿刺既是对心脏压塞的诊断方法,又是治疗措施。在剑突下 1cm,偏左 0.5cm 处,以 16 号短斜面穿刺针自皮肤进针,刺向心脏,针体与皮肤成 30°角。针尖触到心肌时有一种特殊的瘙抓感,停针,尽量吸净积血。有条件时,在穿刺前可将电极导线连在穿刺针上,以心电波形监测,防止误入心脏。

(2)纵隔移位:摆动及血容量不足等病因的处理见前述。

2.减轻心脏负荷 应尽量保证伤员安静平卧。通过药物(如血管扩张药),减轻心脏的前后负荷。

3.增强心缩力有条件时,可使用"新三联"(肾上腺素 1mg+阿托品 1mg+利多卡因 0.1g)或序列给药(肾上腺素 1mg→5％碳酸氢钠 100ml→10％氯化钙 5ml→阿托品 1mg→5％碳酸氢钠 100ml→0.3％异丙肾上腺素 1mg)等方法增强心缩力,防止心律失常。给药途径可经胸骨左缘第四肋间心脏穿刺或上腔静脉粗大属支(颈内静脉、锁骨下静脉)穿刺给药。

4.恢复内环境平稳 因创伤常导致体内环境紊乱,体内环境的紊乱对心泵功能有明显不良影响,所以应注意纠正缺氧、酸碱失衡、电解质(尤其是钾、钙离子)紊乱等。

5.心肺脑复苏术 见有关专著或手册。

(六)包扎

创面的包扎是现场急救的重要步骤。其所用材料最好是无菌的急救包(内有覆盖创面的棉垫和绑扎布带)、三角巾、四头带、腹带、胸带和绷带等制式医用敷料。但大多数情况下,急救现场无此类敷料,为了尽快覆盖创面,必须就地取材,寻找相对干净的毛巾、衣物等材料,将其折叠或角上扎布带,以代替制式敷料。

【现场急救中包扎的目的】

1.保护伤口和创面,免受继发性损伤,减少疼痛。

2.防止伤口和创面的进一步污染。

3.加压包扎是止血的重要手段。

4.相对固定骨、关节创伤。

【现场包扎的一般原则】

1.接触创面的里层敷料应选用相对最干净的材料。

2.包扎范围应超出创面边缘 5～10cm。

3.包扎时勿用手接触创面,动作要轻柔,特别对骨折伤员不可造成继发性损伤。

4.包扎的松紧度要适宜,既要保证敷料固定牢靠,有效地加压止血,又不能影响肢体血液循环。

5.在血管和神经表浅或集中的部位要有足够厚的衬垫,以免压伤,如腋窝、肘窝、腘窝及腓骨小头处;皮肤直接相接触处也应衬垫隔开,如指(趾)间。

6.加压缠绕绷带时应由肢体远端向近端实施加压。

【各部位创伤包扎注意事项】

1.头颅部　先用敷料或布类做成一个大于创面的圆环放在伤口周围,或用凹形物(如碗、勺)扣住伤口(注意保护物不要接触外露脑组织),以免包扎时伤及外露脑组织或颅骨骨折片被压入颅内。不应人为的还纳外露组织。

2.颌面部　先将移位组织复位,再加压包扎,注意包扎前保持呼吸道通畅,包扎后口、鼻必须外露,便于伤员呼吸和抢救人员观察。

3.颈部　大血管出血时,不能直接加压包扎,而应用对侧上肢做支架横形加压包扎。

4.胸部　创伤伴肋骨骨折或气胸的包扎处理见上述。现场无适当物品时,可将伤员侧卧在伤侧。

5.腹部　创伤的包扎,对有内脏外露者应采用类似上述脑组织外露处理方法。

6.四肢　创伤中,对外露骨折不应还纳,如包扎过程中自行还纳,应向伤员及后期抢救医务人员交待或在伤旁注明。对挤压伤肢体不要包扎过紧,以免肢体肿胀导致血供障碍,同时伤肢要制动,包扎后肢端尽量外露,便于对其血运的观察。

【包扎方法】

虽然各部位创伤的包扎方法有相对的模式,但由于现场急救时间急迫,条件复杂,特别是常常没有所需的制式敷料。因此,对包扎方法难以严格要求,只要达到包扎的目的,符合原则即可。以下仅以绷带为例,简要说明包扎方法。

1.**环形法** 将绷带作环形缠绕,第一圈环绕时,绷带末端稍斜出环圈范围,第2、3圈环绕后,将第一圈斜出部分压于环形圈内,缠好后尾端撕成两头打结或用胶布固定。此法常用于头颅、胸、腹和四肢等部位。

2.**螺旋形法** 先按环形法缠绕数圈固定,随之上缠每圈盖下圈的1/3～2/3成螺旋状,粗细相差不多的柱状部位常用此方法。如果上下粗细相差明显,当绕至渐粗处每圈可将绷带反折一下,盖住前圈的1/3～2/3。

3.**"8"字缠绕法** 在关节弯曲部位,将绷带跨越关节上、下来回缠绕成"8"字形,如在肘、腕、膝、踝部。在肩关节处绷带可绕过对侧腋窝和胸部,在髋关节处绷带应绕过对侧腰部,呈大"8"字形缠绕。另外,双肩通过腋窝向后的"8"字形绷带缠绕可用于锁骨骨折的固定。

4.**双绷带垂直加压法** 在颅顶、肢端(肢体残端)等身体端部的绷带包扎(特别是加压包扎)时,可用两卷绷带互相加压呈垂直形缠绕。首先用环形法在身体端部四周横形缠绕固定,而后用另一卷绷带跨越身体端部创面缠绕至横形绷带略与其垂直,并被其压住,再折回缠绕,与横形绷带一起边缠边压,完全覆盖创面后,将垂直绷带折90°与横形绷带同做横形环绕,尾端固定。

(七)骨折固定

骨折发生后,不仅在搬运中可能损伤周围血管、神经,而且可能导致严重疼痛,增加出血,诱发全身性并发症。因此,凡可疑骨折者,现场均应予以妥善固定。关节损伤及严重大面积软组织伤,为避免创伤加重和减轻肿胀,也应临时固定。

【现场骨折判断】

凡四肢伤中有环形压痛、畸形、活动障碍、假关节活动和骨摩擦感的患者,均提示骨折的存在。纵轴叩击痛还可帮助明确骨折部位。脊柱压痛及后突畸形是脊柱骨折脱位的常见表现。上述临床表现不能肯定或排除时,在现场急救中均宜按骨折处理。

【骨折现场固定的原则和注意事项】

1.固定范围必须超过骨折的上、下两个关节。

2.对闭合性骨折中有严重畸形者,应先行肢体纵轴牵引,大致复位后,再做固定。

3.固定应该牢靠,但挤压伤部位不宜固定过紧。

4.四肢固定时,遇有伤员诉肢端剧痛、麻木,并发现肢端苍白或青紫时,应及时松开固定物,待症状缓解再行固定。

5.在固定物与身体(特别是身体骨突部位)和身体不同部位相互接触部位必须衬垫棉花、纱布等柔软材料,以免压伤。

【骨折的现场固定方法】

骨折的临时固定以石膏技术较为安全、方便和可靠,但在现场急救中常无此条件。因此,一般可就地采用木板、竹片或步枪等材料作骨折的固定。

1.颈椎骨折　平卧于木板或担架,头、颈两侧用衣物固定,或用布带、毛巾兜住下颌和枕部,做临时牵引。

2.锁骨骨折　用"8"字绷带或双纱布环绕过两肩及腋下在背后扎紧固定。有时也可将手臂屈肘贴胸固定。

3.肩胛骨骨折　应将手臂屈肘贴胸固定。

4.肱骨骨折　用2～4块木板夹住上臂,布带缠绕固定,前臂屈肘贴胸固定。无固定材料时,则将上臂紧贴胸部包扎固定。

5.尺、桡骨骨折　两块木板置前臂掌背两侧,布带缠绕固定,前臂屈肘悬吊胸前。

6.手、腕骨骨折　手内握一大布团包扎。将木板置掌侧,长度从前臂至手部,分段缠绕固定。

7.胸腰椎骨折　仰卧或俯卧于木板(担架),身体两侧用衣物填塞固定,仰卧位时,腰下放置 10cm 的枕垫。

8.骨盆　平卧于木板或担架,用布带围绕骨盆和双下肢捆绑或用抗休克裤、骨盆兜等材料固定。

9.髋、股、膝部骨折　长度相当于腰到踝的木板放在患肢外侧,必要时应另以较短木板放在患肢内侧,布带分段缠绕在腰、腿和踝部。若无此条件,可将患肢与健肢牢靠固定捆扎在一起。

10.胫腓骨骨折　用 1～2 块木板,长度由大腿至足部,放于小腿外侧或两侧,用布带分段捆扎,无固定材料时,可将患肢分段固定在健肢上。

11.足踝骨骨折　足底垫一木板,另用木板从小腿下段跨过踝部斜向足中部置于两侧,用绷带或布带"8"字缠绕木板固定。

伤员的搬运和后送

(一)现场伤员的搬运

无论在现场急救过程中或其后向医疗机构的转送时,均涉及伤员的搬运问题。最好用大块木板或硬质担架搬运。无现成器材时,可就地寻找木棍、木板、衣服、毡布、绳索等材料自制担架。也可尽快通知急救部门来现场搬运。

【现场搬运的原则】

1.除必须脱离致伤环境和后送外,尽量减少对伤员的移动和搬运,特别是垂危的伤员。

2.搬运时各抢救人员动作要协调一致,尽量保持伤员的平稳,避免单纯追求速度而导致伤情加重。

3.搬运前去除伤员身上妨碍搬运或可能导致压伤的物体(如腰带、口袋内硬物)。

【伤员搬运方法】

1.徒手搬运　徒手搬运是迅速使伤员脱离致伤环境(如战场、火源等)或无必要器材时的搬运方法,一般不宜采用。

2.担架搬运　担架搬运适用于一切重伤员。舒适、安全、运输方便，是最常用的搬运方法。

（1）颈椎损伤搬运法：一人负责牵引头部，保持伤员头与躯干成直线，使其相对位置不变，另3人蹲在伤员一侧，分别抱住下肢、臀腰部和肩背部，在统一口令下，协调一致，将患者搬上担架。

（2）胸腰椎损伤搬运法：3～4人都蹲在伤员一侧，分别托住肩背部、腰臀部和并拢的双下肢，在统一口令下，协同动作，将伤员搬上或滚动挪上担架。

（3）骨盆和腹部伤员搬运法：行必要骨折固定后，伤员仰卧位放在担架上，两膝半屈，膝下衬垫衣物。

（4）脑外伤、胸部创伤可能昏迷、窒息伤员搬运法：在担架上去枕平卧，头偏向一侧或取侧俯卧位，略加垫固定，腹部悬空便于呼吸，并防止呕吐物误吸；有条件者，脑外伤伤员头下枕垫冰袋。

（二）伤员后送的组织

伤员经过现场急救后均要尽快送到医疗机构进一步救治，在大批量伤员后送时，涉及后送的组织问题。应根据伤情，参考"创伤指数"确定运送的先后次序。设法预先将伤员人数和简要伤情通知收治医院。若有必要，伤员应分散送往多家医院，避免短期内大量伤员拥挤入一家医院。同时注意后送伤员的搭配安排，即可取坐位的伤员与必须卧位的伤员搭配，以提高后送效率及便于后送过程中的互助互救。在后送过程中，最好有医务人员护送，以便随时检查伤员生命体征变化及包扎固定情况，及时处理。

（三）伤员后送的方式

1.车辆运送　只要道路允许，都可用非机动车或机动车运送伤员。为了减轻车辆的颠簸，车内可适当垫上砂子、稻草或棉被。较远距离的护送还可根据条件利用火车或船舶运送，途中应继续必要的救治工作。

2.飞机运送　飞机运送方式安全、平稳、迅速。直升飞机可在任何稍宽阔的空地上升降，几乎能到达任何需要的地方，特别在高山、森林和沼泽等特殊环境中更具有优越性,是目前最好的护送伤员的工具。但伤员在空运时可能发生晕机、缺氧等不良反应。因此,应注意以下问题:

(1)贫血、生命体征不稳定、气胸(开放性或张力性气胸)未放置闭式引流装置、心脏和心包创伤、肺水肿、颅内高压症及脑脊液漏的伤员不宜采用飞机运送。

(2)腹部严重创伤最好不采用空运方式,若必需空运,应插放胃管行胃肠减压。飞行高度也不能超过 2000m,以避免肠胀气在高空低压环境中恶化。

(3)机舱最好密闭,注意伤员缺氧表现,及时做相应处理。

(4)飞机倾斜时注意,伤员直立性低血压的出现,应将下肢置于高位。

(5)在非密闭舱中,飞行高度应限制在 1000m 以内,飞行高度变换要缓慢(不超过 2m/s),飞机噪音要尽可能减少,飞机下滑角不大于 15°。

第二章　上肢创伤

第一节　锁骨骨折

锁骨骨折是由于肩部受撞击,暴力传导至锁骨而发生骨折。根据骨折的部位可分为锁骨中段骨折、锁骨外侧骨折和锁骨内侧骨折,锁骨中 1/3 骨折最常见,其次是外侧 1/3 骨折,内侧 1/3 骨折较少见。高能量损伤所致的锁骨骨折可伴有或合并臂丛神经、锁骨下血管损伤以及气胸。锁骨中段或内侧骨折大多数可保守治疗,即使畸形愈合,对功能的影响也不大,锁骨外侧骨折大多需手术治疗。

【诊断步骤】

（一）病史采集要点

1.外伤史与损伤机制分析

（1）摔伤时肩部着地,是最常见的损伤原因。

（2）直接暴力撞击,不常见。

（3）摔倒时手部撑地,暴力传导至锁骨引起骨折,不常见。

（4）肌肉强烈收缩(如癫痫发作或电休克治疗等)引起骨折,罕见。

2.全身症状　低能量损伤者多不伴有全身症状,高能量损伤者可同时伴有颅脑、颈椎、胸部、同侧肢体及其他部位损伤而出现相应表现。

3.局部症状　患部疼痛、肿胀,活动伤侧上肢时疼痛加重,患者常将上肢内收于胸前,用健手托着伤侧上肢以缓解疼痛。

4.既往史　对于怀疑为病理骨折者,应询问是否有肿瘤(特别是肺部肿瘤)病史或锁骨区放疗史。

(二)体格检查要点

1.全身检查　注意神志与生命体征,特别是高能量损伤者,需检查头颈、胸腹、骨盆、脊柱、四肢是否有损伤。

2.局部检查

(1)皮肤:注意是否有伤口,开放性骨折很少见,即使没有伤口,但移位的骨折端可刺伤皮肤,如不及时复位有可能发生皮肤坏死而变为开放骨折。

(2)骨折特征:局部肿胀、压痛、畸形、有异常活动、骨擦感或骨擦音。

(3)血肿:锁骨上窝如有较大血肿形成,甚至进行性增大或有搏动感,提示血管损伤。臂丛神经撕脱也可形成较大血肿。

(4)颈部皮下气肿:提示有胸膜损伤的可能。

3.伴发或合并损伤的检查

(1)肋骨骨折或肩胛骨骨折:注意检查是否有畸形、异常活动、骨擦感(音),但阴性体征不能排除骨折的存在。

(2)气胸或血气胸:注意是否有呼吸困难,有时患者因疼痛不敢用力呼吸,听诊时表现为呼吸音减弱,必须双侧对比,气胸者呼吸音消失。

(3)臂丛神经损伤:臂丛神经可因受伤时同时受牵拉或移位的骨折端直接压迫致伤,表现为同侧上肢感觉、运动障碍。

(4)锁骨下动、静脉损伤:不常见,但表现隐匿,桡动脉有搏动不能排除锁骨 T 动脉损伤的可能,需测量双侧上肢的血压以作对比,密切观察上肢动脉血供和静脉回流的变化。

(5)纵隔压迫:锁骨内侧端骨折,如骨折端向后方移位,可压迫气管、食管、大血管而出现相应表现,需仔细检查。

(三)辅助检查要点

1.X 线平片

(1)胸片:一张包括双侧锁骨、肩胛骨的胸部前后位片,可观察到锁骨、肩胛骨、肋骨是否有骨折,是否有气胸、血胸、血气胸或肺挫伤。

（2）锁骨正位片:标准的锁骨正位即锁骨前后位,球管射线向头侧倾斜 20°～40°,可显示锁骨全长、骨折部位、形态与移位情况。但对于锁骨外侧端常因曝光过度而显示不清,需调整好参数。

（3）双侧锁骨应力位片:双上肢悬挂 5kg 重物后照双侧锁骨标准正位片,主要用于锁骨外侧端骨折患者,了解喙锁韧带、肩锁韧带的完整性,但会加重患者的疼痛和骨折的移位,不作为常规检查。

（4）肩关节腋位片:适用于锁骨外侧 1/3 骨折,可了解骨折前后方移位和肩锁关节受累情况。

（5）肩胛骨正、侧位片:了解是否伴有肩胛骨骨折,对于诊断"飘浮肩"有重要意义。

2.CT 扫描　单纯锁骨骨折多不需要 CT 扫描,但在锁骨内侧端骺分离难与胸锁关节脱位鉴别时,或锁骨内侧端骨折向后方移位,X 线平片显示不清时,可行 CT 检查。

3.血管彩超或血管造影　疑有大血管损伤者行该项检查。

【诊断对策】

（一）诊断要点

1.外伤史。

2.锁骨骨折的局部体征。

3.影像学检查。

（1）对于低能量损伤疑有锁骨骨折者,标准的锁骨正位片多能满足诊断的需要。

（2）对于高能量损伤疑有锁骨骨折者,首选照包括锁骨的全胸正位片,根据骨折情况再加照锁骨正位、肩胛骨正侧位等。

（3）对于疑有血管损伤者,行彩超或血管造影检查。

（二）分型

1.锁骨骨折分组（Allman 分组） Ⅰ组：锁骨中 1/3 骨折。Ⅱ组：锁骨外侧 1/3 骨折。Ⅲ组：锁骨内侧 1/3 骨折。

2.锁骨外侧骨折的分型（Craig 分型） Ⅰ型：骨折位于喙锁韧带与肩锁韧带之间，或锥状韧带与斜方韧带之间，骨折无移位或轻微移位，骨折端稳定。Ⅱ型：骨折位于喙锁韧带内侧，近侧骨折端向后上方移位。根据锥状韧带和斜方韧带的完整性又分为ⅡA型（两者均完整）和ⅡB型（锥状韧带断裂、斜方韧带完整），但往往需术中探查才能鉴别。Ⅲ型：骨折波及肩锁关节关节面，喙锁韧带与肩锁韧带完整。Ⅳ型：儿童或青年锁骨远端骨折，近骨折端从骨膜鞘中撕脱，喙锁韧带与锁骨骨膜的连续性完好。Ⅴ型：粉碎骨折，喙锁韧带完整，但仅与锁骨下方骨折碎片相连。

3.锁骨内侧骨折的分型（Craig 分型） Ⅰ型：无移位骨折，肋锁韧带完好。Ⅱ型：移位骨折，肋锁韧带断裂。Ⅲ型：波及胸锁关节的关节内骨折。Ⅳ型：锁骨内侧端骺分离。Ⅴ型：粉碎骨折。

（三）鉴别诊断要点

1.胸锁关节或肩锁关节脱位 锁骨内侧骺分离易误诊为胸锁关节脱位，锁骨外侧骺分离易误诊为肩锁关节脱位，对于锁骨骨骺未闭合者（最迟可到 25～30 岁才闭合）需注意区分，CT 扫描可鉴别。

2.病理骨折

(1)锁骨肿瘤：锁骨的原发或转移肿瘤可破坏锁骨，轻微外力可致骨折。

(2)锁骨放射性损伤：锁骨区放疗可使锁骨发生放射性骨炎，易发生病理骨折。

【锁骨中段骨折的治疗】

（一）非手术治疗

1.适应证

(1)骨折无移位或轻微移位。

（2）不伴有血管神经损伤的简单骨折。

（3）合并其他病变，不能耐受手术。

2.治疗原则　手法复位外固定。

3.复位方法

（1）坐位法：患者坐于凳上，保持挺胸姿势，术者双手扶着患者双肩往后牵引，同时用膝顶在患者胸椎上作对抗，使肩胛骨内收。

（2）仰卧位法：患者取仰卧位，背部沿脊柱方向垫一长枕，术者双手扶着患者双肩向后推。

4.固定方法

（1）胸肩包扎固定：可用 8 字绷带或现成的锁骨固定带固定，也可用其他方法包扎，只要能维持挺胸姿势即可。包扎时需注意松紧要合适，双侧腋部用棉垫垫好，以免压迫血管神经。

（2）手托悬吊：如锁骨骨折在非利手侧，无移位或轻微移位，可仅用手托悬吊患肢，患者更容易耐受。

5.随访及注意事项

（1）复位固定后需注意是否有血管神经受压表现。

（2）患者卧床时需取仰卧位，且需在背部沿脊柱方向垫一长枕，以保持挺胸姿势，禁止患侧卧位。

（3）如无特殊不适，可在第 2、第 4、第 6 周复查，注意有无神经血管受压表现。复查 X 线片，了解骨折有无继发移位和愈合情况。

（4）骨折临床愈合后（活动时不痛，骨折处没有异常活动）可去除外固定，一般需 4～6 周。

6.功能康复

（1）锁骨复位固定后，一般不需严格限制患肢的活动，可照常写字、敲键盘等，但不能用患肢持重或支撑身体（如骑自行车等）。

（2）肩关节功能锻炼：仰卧位作肩关节前屈、上举、外旋等活动，但不建议作钟摆样运动。

（3）去除外固定后，患肢可恢复日常生活中不负重的活动，6 周后可部分持重,12 周后可恢复重体力劳动和对抗性的体育活动。

7.并发症

(1)骨折不愈合:发生率较低,与固定方式无关,骨折粉碎或复位不佳者容易发生,需手术治疗。

(2)骨折畸形愈合:非手术治疗容易出现畸形愈合,锁骨成角、短缩畸形主要影响外观,对功能影响不大,治疗前应向患者交代清楚。

(3)胸廓出口综合征:骨折畸形愈合或骨痂生长过度可压迫臂丛神经和锁骨下动、静脉。

(二)手术治疗

1.手术指征

(1)绝对指征:①开放骨折;②骨折短缩在 2cm 以上;③骨折端有软组织嵌插,闭合复位失败;④伴有血管神经损伤;⑤伴有胸肩关节分离。

(2)相对指征:①骨折移位超过 2cm;②飘浮肩;③双侧锁骨骨折;④伴有同侧上肢骨折;⑤多发伤患者;⑥伴有神经系统疾病,如帕金森病、癫痫或脑外伤等;⑦预期需较长时间卧床者;⑧不能耐受外固定包扎者;⑨不能接受畸形愈合后出现的外观改变者。

2.手术时机

(1)急诊手术:开放骨折或合并神经血管损伤者,如无手术禁忌均应急诊手术。

(2)限期手术:全身情况不稳定者,应先处理其他紧急情况,病情稳定后再行手术。闭合骨折也可在伤后 7~10 天内手术。

3.手术方式及其评价

(1)闭合复位,经皮穿针内固定:

1)适应证:骨折端没有严重粉碎或移位的简单骨折;闭合复位成功后外固定不能维持复位或不能耐受外固定包扎。

2)方法:手法整复骨折,也可用巾钳把持远、近骨折端协助骨折复位,如复位困难可于骨折端作小切口,仅显露骨折端,直视下整复骨折。复位后经皮自远端向近端穿 1 枚克氏针固定骨折端。

3)优点:对骨折端的血供干扰少,有利于骨折愈合。

4)缺点:难以达到解剖复位;经皮穿针的技术要求较高,有误伤与锁骨毗邻的血管、神经、胸膜等结构的风险;术中透视时间较其他方法长。

(2)切开复位内固定:

1)适应证:骨折严重粉碎或明显移位,闭合复位失败;有血管神经损伤表现,需同时探查;拟用接骨板等内固定物进行固定。

2)优点:骨折端显露充分,有利于整复骨折;可同时探查邻近组织器官情况。

3)缺点:需较广泛地剥离软组织,影响骨折端血供,有引起骨折不愈合的风险;手术瘢痕较明显,影响外观。

4.固定器材的选择与评价

(1)髓内针可选择克氏针,针头带螺纹者更佳。

1)优点:微创,对骨折端血供影响小;价格低廉;二次手术取出较简单。

2)缺点:固定不够牢靠;容易滑移,穿破邻近重要组织器官或退针;针尾刺激、感染。

(2)接骨板可选择 3.5mm 系列 1/3 管状接骨板、重建接骨板或有限接触动力加压接骨板(LC-DCP)。

1)优点:可提供稳定的固定,特别是能很好地控制旋转,有利于早期进行功能锻炼;重建接骨板塑形性较好,尤其适用于偏外侧的锁骨中段骨折。

2)缺点:需广泛剥离软组织,影响骨折端血供;对局部软组织条件要求较高;需二次手术取出;手术瘢痕较明显。

(3)记忆合金抱骨器根据术前 X 线片选择合适长度和直径的抱骨器。

1)优点:操作简单、快捷,无须广泛剥离软组织。

2)缺点:固定的稳定性不及接骨板;不能塑形;对局部软组织条件

要求较高；二次手术取出较困难。

（4）外固定架对于开放骨折，软组织条件差或移位的骨折端（块）将要刺破皮肤，且皮肤有广泛擦挫伤，可能发生坏死者，可选用外固定架固定。

1）优点：微创，操作简单、快捷；便于观察伤口和换药。

2）缺点：护理不便；针道感染。

5.术前专科准备

（1）影像学检查：锁骨正位平片，必要时行锁骨下血管彩超或造影检查。

（2）术前计划与器材准备：仔细评估骨折形态和软组织状况，确定手术方案，准备好相应的复位与固定的器材。

6.麻醉与体位麻醉　　可选择颈丛神经阻滞或气管插管全身麻醉。体位可采用平卧位或沙滩椅体位，后者更有利于术中透视与照片。

7.闭合复位、经皮穿针内固定的操作要点与注意事项

（1）手法整复骨折。

（2）透视观察骨折复位满意后，在锁骨外侧端进针，在透视下从外向内贯穿固定骨折端，注意控制好针的位置、方向和深度，特别是穿出锁骨内侧时，必须要有透视监测，以免损伤邻近重要结构，针尾要折弯，以免向内侧滑移。

8.切开复位内固定的操作要点与注意事项

（1）以骨折端为中心沿锁骨走行作切口，切开皮肤达颈阔肌深面才向切口两侧剥离，以保证皮瓣足够厚。

（2）切开骨膜表面的筋膜，向两侧掀起一层薄的筋膜瓣。此处有来自颈丛感觉支的皮神经横跨锁骨，切断后一般没有不良后果，但在锁骨中外 1/3 交界处的一支较为粗大，切断后会出现锁骨下区麻木，部分患者出现创伤性神经瘤疼痛，应尽可能保护好。由于该神经横跨术野，往往影响操作而不得不切断，故术前应向患者交代清楚。

（3）剥离骨膜，显露、清理骨折端。应尽可能控制骨膜剥离的范围，

只要能满足整复骨折的要求即可,即使用接骨板固定者也不必全程剥离骨膜,只需剥离放置接骨板一侧的骨膜即可,或将接骨板放置在骨膜表面。

(4)整复固定骨折

1)用髓内针固定者,自骨折端向锁骨外侧穿针,然后整复骨折,再从外向内贯穿骨折端达锁骨内侧,注意控制好针的位置、方向和深度,特别是穿出锁骨内侧时,应有透视监测,以免损伤邻近重要结构,针尾要折弯,以免向内侧滑移。

2)用接骨板固定者,先整复骨折,注意纠正短缩、成角和旋转畸形。对于横形、斜形或有蝶形骨折片的骨折,须达到解剖复位,横形或短斜形骨折,用 LC-DCP 作骨折端加压固定;长斜形骨折或有蝶形骨折片者,可先用拉力螺钉固定骨折端或蝶形骨片,再以中和的方式放置接骨板,也可通过接骨板的螺孔上拉力螺钉。对于有多个碎骨片的粉碎骨折,不应为求解剖复位而逐一剥离整复碎骨片,也不宜使用钢丝结扎固定,复位的重点是纠正短缩畸形.然后用较长的接骨板(最好选择重建板,因其较容易塑形)以桥接的方式固定骨折。接骨板应放置在锁骨的前上方(张力侧),钻孔时注意控制好方向和深度,避免损伤邻近的血管神经。使用接骨板固定时,内外侧至少各有 3 枚有效固定的螺钉穿透 6 层骨皮质,否则容易发生骨折不愈合。严重粉碎骨折可一期行自体髂骨植骨,骨片应填塞至骨折端并压紧,植骨量也不宜过多,否则增生的骨痂会压迫血管神经,引起胸廓出口综合征。

3)用抱骨器固定者,选择好合适型号的抱骨器后,将其浸泡在冰盐水中,使其充分张开,整复骨折后安放抱骨器,局部敷热盐水使抱骨器复原。

(5)术中照片观察骨折复位固定情况,如有不满意,及时纠正。

(6)缝合骨膜,放置胶片或胶管引流,逐层缝合骨膜外筋膜、颈阔肌和皮肤。锁骨表面软组织较薄,放置接骨板或抱骨器后增加切口缝合的张力,须严密缝合好各层软组织,以防切口裂开。

9.术后早期处理

(1)体位无特别限制,应鼓励患者早期下床活动,卧床时可取仰卧或半坐卧位。

(2)短期预防性应用抗生素。

(3)拔引流后复查照片,了解骨折复位固定情况。

(4)手托悬吊患肢1～2周,以减轻疼痛。

(5)术后7～10天拆线。

10.随访与功能锻炼

(1)术后第3、第6、第12周各复查一次照片,观察骨折愈合情况。

(2)手托悬吊患肢期间可行肘、腕、手活动锻炼和上肢肌肉等长收缩练习。

(3)去除手托后,可用患肢参与日常生活活动,如刷牙、洗脸、吃饭、穿衣等,但应避免负重。如出现肩关节被动活动受限,可在仰卧位作肩关节前屈上举、外展、外旋等练习。

(4)使用克氏针内固定者,需限制肩部活动,每2周复查一次照片,密切观察其位置,一旦骨折愈合,尽早拔除。

(5)X线片显示骨折完全愈合后(一般需6～12周),可恢复患肢各种活动,包括提、举重物和参加体育活动等。

(6)接骨板或抱骨器不必常规取出,但内固定物隆起影响外观,且有在接骨板末端发生骨折的风险,绝大多数患者会要求取出。骨折完全愈合后可取出内固定物,取内固定后3个月内禁止参加对抗性体育运动或举重,以免发生再骨折。

【锁骨外侧1/3骨折的治疗】

(一)非手术治疗

1.适应证　Craig Ⅰ、Ⅲ、Ⅳ、Ⅴ型骨折,喙锁韧带完整,如骨折移位不明显,可采用非手术治疗。

2.治疗方法

(1)手托悬吊患肢;

（2）对症治疗。

3.随访及注意事项

（1）患肢需悬吊制动至骨折部位疼痛消失，肩胛骨活动时局部没有骨擦感，一般需3～6周。

（2）患肢悬吊期间可行肘、腕、手功能锻炼和上肢肌肉等长收缩练习，避免持重或负重。

（3）CraigⅢ型骨折晚期可能发生肩锁关节创伤性关节炎，部分患者疼痛严重而需手术治疗，早期应向患者交代清楚。

（4）CraigⅣ型骨折，特别是儿童患者，有较强的塑形能力，即使有较明显的移位也可先行非手术治疗。

（二）手术治疗

1.适应证

（1）CraigⅡ型骨折。

（2）CraigⅣ型骨折，移位严重，手法复位失败，或年龄偏大，预期难以塑形。

（3）CraigⅤ型骨折，内侧骨折端移位明显。

2.手术原则与方法

（1）骨折切开复位内固定：内固定可选择钩状接骨板、重建接骨板、克氏针钢丝张力带。

（2）重建喙锁间隙的稳定性：喙锁韧带断裂者需予以修复或重建，可直接缝合或用骨锚缝合，如断端无法缝合，可行喙肩韧带或联合腱移位重建喙锁韧带，同时用螺钉、粗线或其他内固定器材固定喙锁间隙。

3.内固定器材的选择与评价

（1）钩状接骨板几乎适用于所有锁骨外侧端骨折：

1）优点：按照锁骨外侧的解剖形状进行设计，可提供稳定的固定。

2）缺点：软组织剥离范围较广；占据了肩峰下间隙，可能引起肩峰撞击综合征或肩袖磨损；价格较高。

（2）重建接骨板适用于锁骨外侧远端骨折块较大者。

1）优点：可根据锁骨的外形进行塑形，固定稳定。

2）缺点：软组织剥离范围较广；应用范围有限，要求锁骨外侧至少能用2枚螺钉进行有效固定。

（3）克氏针钢丝张力带适用于锁骨外侧简单骨折。

1）优点：可有效固定细小骨折块；无须广泛剥离软组织；价格低廉。

2）缺点：对粉碎骨折的固定效果差；克氏针容易滑移、退针，钢丝和克氏针有断裂的风险，导致内固定失效。

4.术前专科准备

（1）影像学检查：锁骨正位、肩关节腋位平片，疑有喙锁韧带断裂者加照双侧锁骨应力位片。

（2）术前计划与器材准备。

5.麻醉与体位　同锁骨中段骨折，选择气管内全麻和沙滩椅体位更佳。

6.手术操作要点与注意事项

（1）切开在肩锁关节与喙突连线的中点、沿 Langer 线（皮纹线）自锁骨后缘至喙突作纵切口，切开至三角肌斜方肌筋膜后向两侧剥离皮瓣，沿锁骨方向切开筋膜，显露骨折端和肩锁关节。

（2）探查注意骨折形态、喙锁韧带完整性和肩锁关节受累情况。

（3）骨折复位固定清理骨折端，整复骨折，选择合适的内固定器材进行固定。对于 Craig Ⅳ 型骨折，特别是儿童、青少年患者，其骨膜较厚，整复骨折后缝合骨膜鞘即可，无需使用特殊内固定器材。

（4）修复或重建喙锁韧带详见"肩锁关节脱位的手术治疗"。

（5）关闭切口：注意需仔细缝合骨膜和三角肌斜方肌筋膜，对维持骨折端前后方稳定性有重要作用。

7.术后早期处理　手托悬吊患肢3周，余同锁骨中段骨折。

8.随访与功能锻炼

（1）复查照片、制动与功能锻炼方案同锁骨中段骨折。

(2)术后 3 个月取出固定喙锁间隙的内固定物。

(3)术后 6 个月内避免提、举重物和参加对抗性体育活动。

【锁骨内侧 1/3 骨折的治疗】

（一）非手术治疗

1.适应证

(1)骨折无移位或虽有移位但无血管、神经、气管受压表现。

(2)Craig Ⅳ 型骨折。

2.治疗方法

(1)手托悬吊患肢至局部症状缓解。

(2)Ⅳ型骨折手法复位后用 8 字锁骨固定带固定 3～4 周。

(3)对症治疗。

（二）手术治疗

1.适应证

(1)骨折向后方移位产生压迫症状。

(2)骨折合并副神经瘫痪。

(3)Craig Ⅳ 型骨折闭合复位失败。

2.手术原则

(1)骨折切开复位固定:固定器材可选择接骨板、骨锚、记忆合金抱骨器,但应避免使用克氏针,因其容易滑移穿破邻近重要结构而产生致命性后果,钢丝容易失效,也不主张使用。

(2)重建肋锁间隙稳定性。

3.术前专科准备

(1)影像学资料:锁骨正位平片、CT。

(2)有明显压迫表现者,需与胸科医生联系好,作好开胸手术的准备。

4.麻醉与体位　气管内全麻,平卧位。

5.手术操作要点与注意事项

(1)沿锁骨内侧至胸锁关节切开。

（2）显露骨折端,探查肋锁韧带完整性和胸锁关节受累情况。

（3）整复与固定骨折,如用接骨板作固定,钻钉孔及上螺钉时需注意保护好邻近重要结构。

（4）Craig Ⅳ型骨折复位后仅缝合骨膜鞘即可,无需特殊内固定。

（5）修复或重建肋锁韧带,方法详见"胸锁关节脱位的治疗"。

（6）关闭切口。

6.术后处理、随访与功能锻炼　同"锁骨中段骨折"。

【并发症的观察与处理】

1.神经血管损伤　高能量损伤致锁骨骨折的同时可引起臂丛神经及锁骨下动静脉损伤,移位的骨折端也可能压迫神经血管,受伤后即出现同侧上肢神经功能或血循环障碍,在手术处理骨折时需探查神经血管,根据损伤情况作相应处理。

锁骨骨折后发生的胸廓出口综合征往往是骨折畸形愈合或过度生长的骨痂压迫神经血管所致,如保守治疗无效则需手术松解神经血管,必要时行锁骨截骨矫形。

2.骨折畸形愈合　保守治疗者多见,与复位不良、固定不牢固等有关,主要影响外观,对功能影响不大,向患者解释清楚,一般无需特殊处理。如有明显压迫症状,特别是内侧 1/3 骨折畸形愈合压迫后方重要结构,需手术治疗。

3.骨折不愈合　锁骨骨折治疗后 4～6 个月仍无愈合迹象,可诊断为不愈合,常见于锁骨中段骨折和Ⅱ型锁骨外侧端骨折。骨折不愈合如无自觉症状,无需特殊处理,如有功能障碍或疼痛等,可行局部电刺激治疗,也可行切开植骨内固定术或锁骨切除术。

4.内植物相关并发症　主要是使用克氏针固定骨折后,克氏针滑移损伤邻近重要结构,甚至穿破胸膜、肺、大血管、心脏,因此使用克氏针固定锁骨后需限制肩部活动,且要密切监视克氏针的位置,一旦骨折愈合则尽早拔除。安放内植物时也可能损伤邻近重要结构,小心操作和术中透视监测可降低此并发症的风险。内植物其他并发症如松动、折断、失效、伤口裂口、感染等也可能发生于锁骨骨折内固定术后,需二期翻修手术。

5.创伤性关节炎　　发生于累及肩锁关节和胸锁关节的骨折,主要表现为疼痛,症状严重、保守治疗无效者可行锁骨远端或锁骨近端切除术。

第二节　　肩关节脱位

狭义的肩关节是指盂肱关节,它是全身活动度最大、最容易发生脱位的关节。根据关节脱位方向可分为前脱位、后脱位、下脱位、上脱位,创伤性肩关节脱位绝大部分是前脱位,少数是后脱位,上下脱位可见于严重外伤患者,但极其罕见。

【诊断步骤】

(一)病史采集要点

1.外伤史及损伤机制

(1)肩部受到外展、后伸、外旋暴力可发生前脱位。

(2)肩部受来自前方直接暴力的撞击可发生后脱位。

(3)摔倒时肩、上肢处于内收内旋位,来自上肢的间接暴力撞击可发生后脱位。

2.既往史　　既往有无肩关节脱位病史。

3.特殊病史　　癫痫大发作、电击伤或接受电休克治疗者,因肌肉强烈收缩可发生后脱位。

(二)体格检查要点

1.一般情况　　肩部疼痛,肌肉痉挛,肩关节活动受限。

2.局部检查

(1)前脱位:①患肩轻度外展、外旋,方肩畸形,肩峰明显突出。②肩峰后方空虚,在肩峰前方可扪及肱骨头。

(2)后脱位：①肩部畸形不明显，患肢内收、内旋置于胸前。②患肩外旋和前屈上举受限，往往外旋不能达 0°，上举小于 90°。③肩峰后方饱满，前方变平，喙突突出。

3.特殊检查

(1)恐惧试验：急性脱位自行复位后，有肩关节不稳的表现，恐惧试验阳性。

(2)神经血管检查：主要是腋动静脉、肌皮神经、腋神经。

(三)辅助检查要点

1.常规 X 线平片　肩关节创伤系列：

(1)肩关节(肩胛骨)前后位。

(2)肩胛骨侧位(Y 型位)。

(3)肩关节腋位(或改良腋位)。

2.特殊体位 X 线平片

(1)西点位：盂唇前下方切线位照片，发生前脱位者可，显示是否有骨性 Bankart 损伤。

(2)Strykernotch 位：显示喙突是否有骨折以及肱骨头后外侧被压缩的情况。

3.CT　可显示肱骨头和肩盂被压缩的情况，同时可发现关节内的游离体以及骨性 Bankart 损伤。

4.MRI　可显示肩袖、关节囊和盂唇损伤情况。

5.关节造影　可显示肩袖损伤情况。

【分型诊断】

1.前脱位　根据肱骨头的位置再分为喙突下脱位、肩盂下脱位、胸腔内脱位。

2.后脱位　根据肱骨头的位置再分为肩峰下脱位、肩盂下脱位、肩胛冈下脱位。

3.下脱位。

4.上脱位。

【鉴别诊断要点】

对于老年人或高能量损伤者,需与肩部骨折鉴别,或是否为骨折合并脱位。

【肩关节前脱位的治疗对策】

(一)非手术治疗

1.方法　镇静或麻醉下行闭合复位,复位手法有 Hippocratic 法、Stimson 法、Milch 法和 Kocher 法等。

2.复位后处理　复位后制动 2～5 周,年龄超过 40 岁者,可适当缩短制动时间,尽早进行肩、肘、腕、手功能锻炼,以防关节僵硬;年轻患者,特别是复发脱位者,制动时间应延长。

(二)手术治疗

1.手术指征

(1)有软组织嵌顿,闭合复位失败。

(2)伴有明显移位的大结节骨折,且关节脱位复位后,大结节未能复位。

(3)肩盂骨折块(骨性 Bankart 损伤)大于 5mm。

(4)个别有特殊需求者,如运动员等。

2.手术方式　切开复位,重建关节稳定性。重建稳定性的方法包括前方盂唇修补、关节囊紧缩术、肌肉肌腱或截骨移位,其中前方盂唇修补较符合肩关节生物力学要求。

3.术后处理

(1)制动:术后用手托悬吊患肢 1～3 周,30 岁以下的年轻人需制动3 周以减少复发脱位的发生,50 岁以上者制动 1～2 周即可。

(2)功能锻炼:解除制动后逐步进行关节活动度练习。

【肩关节后脱位的治疗对策】

(一)非手术治疗

1.方法　充分肌松、镇静、止痛下行手法复位,必要时全麻下复位。

2.复位后处理　患肩制动 3～6 周,制动时间、体位取决于患者年龄和复位后关节稳定性。年轻患者,制动时间应偏长。复位后稳定者,手托悬吊患者即可,如仍有半脱位或再脱位,应再用支具制动患肩于外旋位,以增加稳定性。

(二)手术治疗

1.手术指征

(1)伴有明显移位的肱骨小结节骨折。

(2)合并肩盂后方骨折且骨折块大。

(3)合并肱骨头严重压缩骨折。

(4)开放性脱位。

2.手术方式

(1)切开复位,重建关节稳定性。重建稳定性的方法有后方盂唇修补术、关节囊紧缩术、冈下肌移位术、肱二头肌长头腱移位术、肱骨或肩盂截骨术。

(2)肱骨头压缩骨折的处理详见"第一章第二节肱骨近端骨折"。

【并发症】

1.骨折

(1)肱骨近端骨折:前脱位可合并大结节骨折,后脱位可合并小结节骨折。复位不当可发生医源性骨折(包括肱骨近端和肱骨干)或使无移位骨折变成有移位骨折。

(2)喙突骨折:前脱位可合并喙突骨折。

(3)肩峰骨折:上脱位可合并肩峰骨折。

(4)肩盂骨折。

2.神经血管损伤

(1)腋神经损伤;

(2)肌皮神经损伤;

(3)腋动脉损伤。

3.肩袖损伤或关节囊撕裂。

4.复发脱位。

第三节 肱骨干骨折

肱骨干骨折是指肱骨胸大肌止点上缘以远至肱骨髁上以近的骨折,比较常见,约占全身骨折的 3%。肱骨中下段骨折易合并桡神经损伤,高能量损伤者还需注意肢体多发骨折和内脏损伤的可能。多数肱骨干骨折可闭合复位外固定,部分需要手术治疗,内固定方式首选接骨板,其次是髓内钉。

【诊断步骤】

(一)病史采集要点

1.外伤史及损伤机制

(1)间接暴力摔倒时以手撑地,暴力向近端传导致伤,或肱骨受到扭转暴力而发生骨折。

(2)直接暴力暴力直接打击致骨折,多见于车祸等高能量损伤,火器伤所致者多为开放性粉碎骨折。

2.伤后表现 对于高能量损伤需了解是否伴有其他部位损伤。

3.既往史

(1)询问是否有肿瘤、代谢性骨病等病史,对于诊断病理性骨折有重要意义。

(2)了解伤者的健康状况和是否患有基础疾病,对于制订治疗方案有重要意义。

(二)体格检查要点

1.全身情况 多发伤者需注意检查全身情况和其他部位的损伤,特别是内脏损伤。

2.骨关节检查

(1)肱骨骨折:肿胀、畸形、压痛、反常活动、骨擦感。

（2）邻近骨关节的检查,包括肩、肘、前臂、腕和手部,注意是否有"飘浮肘"。

3.血管检查　检查肱动脉、桡动脉搏动和肢端血供情况。

4.神经检查　患肢所有神经功能均要检查,重点是桡神经。

5.皮肤软组织检查

（1）检查皮肤软组织损伤情况,注意是否有伤口、软组织缺损的情况。

（2）骨筋膜室检查,注意患肢（包括前臂和手）肿胀情况和骨筋膜室压力。

（三）辅助检查要点

1.X线平片拍包括肩、肘关节的肱骨正侧位片,了解骨折形态以及是否伴有邻近骨关节的损伤。

2.同位素骨扫描疑为肿瘤转移引起病理性骨折者,行锝[99]骨扫描。

【AO 分型】

A 型:简单骨折,近、远端主要骨折块接触面＞90％。

A1:骨折线呈螺旋形。

A2:骨折线呈斜形,骨折线与骨干纵轴的夹角≥30°。

A3:骨折线呈横形,骨折线与骨干纵轴的夹角＜30°。

B 型:楔形骨折,有蝶形碎骨块,但复位后近、远端主要骨折块仍能部分接触。

B1:蝶形骨块呈螺旋形。

B2:蝶形骨块呈三角形。

B3:蝶形骨块粉碎。

C 型:复杂骨折,骨折端粉碎,复位后近、远端主要骨折块无接触。

C1:主要骨折块之间是多个较大的螺旋形碎骨块。

C2:主要骨折块之间是节段性骨块。

C3:主要骨折块之间是不规则的粉碎骨折块。

【治疗对策】

（一）治疗原则

肱骨干骨折的治疗原则同样遵照"复位、固定、早期功能锻炼"的骨折治疗的一般原则,但具体治疗计划的制订需综合考虑骨折形态、软组织损伤程度、是否合并神经损伤以及患者的年龄、伴发疾病和依从性等因素。

（二）治疗方案

1.非手术治疗　　大多数肱骨干骨折可采用非手术治疗,常用的方法是手法复位、小夹板固定。

2.手术治疗

（1）手术指征

1）闭合复位失败。

2）延伸到关节内的肱骨干骨折。

3）合并神经血管损伤。

4）伴有同侧肘部或前臂骨折（"飘浮肘"）。

5）多段骨折。

6）病理骨折。

7）开放骨折。

8）多发伤患者。

9）双侧肱骨干骨折。

10）假体周围骨折。

11）对于活动较多的患者,横形或短斜形骨折也可考虑手术治疗,因为保守治疗容易发生骨折不愈合。

（2）手术方法

1）接骨板内固定这是治疗肱骨干骨折比较常用的手术方法。对于上、中段骨折,可选择前外侧入路;对于下段骨折可选择后方入路;对于合并肱动脉或正中神经、尺神经损伤需探查者,可选择前内侧入路。接骨板通常选用 4.5mm 有限接触动力加压接骨板（LCDCP），骨折端近、远侧至少各有 3～4 枚螺钉固定，对于骨质疏松者应采用锁定加压接骨板（LCP）来固定。对于骨折端的碎骨块，可用拉力螺钉进行固定。对于肱骨远侧干骺端骨折，可采用 2 块 3.5mm 加压接骨板或重建接骨板固定。

近年来有人尝试用间接复位、经皮插入接骨板固定技术治疗某些类型的肱骨干骨折，但该方法技术要求高，目前的临床经验还不多，需谨慎选择。

2）髓内钉固定通常采用带锁髓内钉固定，分为顺行和逆行两种。顺行髓内钉用于肱骨干上、中段骨折，也可用于个别下段骨折，但对于很靠近近端的骨折，需用特殊设计的肱骨近端带锁髓内钉（PHN）固定。逆行髓内钉用于肱骨干中、下段骨折。弹性髓内钉也可用于肱骨干骨折的固定，特别适合于骨骺未闭合的患者。

复位方法一般采用闭合复位，如复位失败或怀疑桡神经嵌压于骨折端，应切开探查，同时整复骨折。

3）外固定支架固定较少用于肱骨干骨折的固定，但对于严重的开放骨折，特别是合并软组织或骨缺损、肢体烧伤，或骨折非常粉碎，其他治疗方法都不适合者，可采用外固定支架固定。

（3）手术方式比较与髓内钉比较而言，虽然接骨板固定出现桡神经症状的比例稍高，但发生骨折不愈合的较少，而且没有肩、肘部并发症的问题，再手术率也比较低。

【并发症及其处理】

（一）桡神经损伤

肱骨干闭合骨折合并桡神经损伤的发生率可高达 18％，特别是肱骨中段骨折。此外在骨折整复、固定的过程中可发生医源性损伤，切开复位、接骨板固定者发生率更高。

大多数可采用保守治疗，密切观察神经功能恢复情况，重点观察肱桡肌、桡侧腕长（短）伸肌的恢复情况，如伤后 6 周仍无恢复迹象，而肌电图和神经电生理检测提示神经连续性存在,可继续保守治疗,一般 4～6 个月左右神经功能可恢复。如伤后 6 周临床和电生理检查均无恢复表现,可再观察 6 周,复查肌电图,如仍无改善则手术探查修复。

对于开放骨折、骨折合并穿通伤、肱骨中段长螺旋形骨折者如有桡神经损伤表现,或在骨折整复过程中突然发生桡神经瘫痪者,均需一期手术探查神经。

(二)血管损伤

虽然肱骨干骨折合并血管损伤不常见,但开放骨折或穿通伤者可合并肱动脉损伤。疑有血管损伤者,最好行血管造影检查加以证实。对于肱动脉损伤者,可采用前内侧入路,行骨折复位、接骨板固定和血管探查修复,如软组织条件不适合于内固定,可采用外固定支架固定。

血管修复后,特别是对于缺血时间较长者,需行上臂、前臂和手筋膜室切开减压。

(三)骨折不愈合

造成骨折不愈合的原因很多,可能与骨折本身有关,也可能与治疗方法有关。一般认为肱骨干上下段骨折、横形骨折、骨折端分离、软组织嵌插和骨折固定不牢固都容易发生不愈合。髓内钉固定比接骨板固定发生骨折不愈合的几率高一些。治疗肱骨干骨折不愈合的基本原则是维持骨折端的稳定、保护血管、纠正畸形,如有感染者还必须彻底清除感染灶。最有效的治疗方法是加压接骨板固定加自体骨移植。

(四)手术相关并发症及其预防

1.接骨板固定相关并发症

(1)桡神经损伤切开复位时,需先探查并保护好桡神经,复位时避免强力牵拉,放置接骨板时必须确认桡神经没有夹在接骨板和骨之间,固定后需用邻近肌肉垫在接骨板与神经之间。

取内固定也容易造成桡神经损伤,因此如患者没有特殊不适,不建议在骨折愈合后常规取出接骨板。

（2）接骨板末端应力骨折这是加压接骨板常见的并发症，采用LCDCP可减少其发生。

2.带锁髓内钉固定相关并发症

（1）桡神经损伤：在扩髓和髓内钉插过骨折端时均可发生，特别是骨折端分离或比较粉碎时更危险，因此在扩髓和入钉前必须整复好骨折端，消除骨折端之间的间隙，在通过骨折粉碎的部位时不要扩髓。

此外，在锁定远端从外向内方向的锁钉时也可能损伤桡神经。钝性分离和使用套筒钻孔有助于保护桡神经。

（2）腋神经损伤：腋神经走行于肩峰下方5～6cm，多数顺行髓内钉所设计的近端锁钉位于肩峰下5cm以内，而且是从外向内的方向锁定，一般较为安全，但有时候锁定偏远侧的锁钉时也可能伤及腋神经，钉孔的位置是关键，只要是在肩峰下5cm以内就可避免损伤腋神经。

逆行髓内钉近端锁钉是前后方向的，如果钻头或螺钉穿破后方皮质过多，则有可能伤及腋神经主干，因此操作时需小心。另外，在满足骨折固定的前提下选择偏短一点的髓内钉，钉尾只到达肱骨干近端而不是到肱骨颈，也可避免损伤腋神经。

（3）肌皮神经、正中神经或肱动脉损伤：虽然临床报道此类并发症的病例不多，但在锁定远端前后方向的锁钉时却有这样的风险。因此，在进行远端锁定时，切口要足以充分显露，直视下分离到达肱骨，保护好血管神经，最好在肱二头肌的外侧分离。

（4）入钉点的并发症：顺行髓内钉在肱骨大结节入钉，正好是肩袖的止点，该处损伤会影响肩关节功能，此外钉尾过长会发生肩峰撞击。因此，显露近端入钉点的时候要仔细分离，尽可能保护好肩袖，钉尾要埋在肱骨头内，最后修复好肩袖。

逆行髓内钉的入点在肱骨远端，其并发症包括肘关节活动受限、医源性骨折。

（5）医源性骨劈裂：医源性骨劈裂可发生于骨折端或髓内钉入点。髓腔窄的患者，在扩髓时容易发生骨折端劈裂、粉碎，因此对于髓腔较窄(小于9mm)者,可选用细的髓内钉,或不扩髓。逆行髓内钉容易发生医源性肱骨髁上骨折,在鹰嘴窝入钉可降低该并发症的风险。

(6)肱骨远端锁钉部位骨折:无论是顺行还是逆行髓内钉,肱骨远端的锁钉孔在骨干上,该处钻孔使得骨质变薄弱,容易发生骨折,特别是瞄准不好,钻孔失败需重新钻孔者,因此应仔细操作,保证一次钻孔锁定成功。

此类骨折的处理很困难,保守治疗很难成功,而且手法复位有发生桡神经损伤的风险。一般都要取出锁定螺钉和髓内钉,也可不取出主钉,用接骨板固定。

第四节　肘关节脱位

肘关节脱位是肘部常见的损伤。肘关节脱位时可合并肘部其他损伤。新鲜脱位经早期正确诊断及适当处理后,不会遗留肘关节明显的功能障碍。如早期未能得到及时正确的治疗,则不可避免地将导致肘关节活动功能不同程度的丧失。

肱骨下端内外宽厚,前后扁薄,与尺骨鹰嘴和冠状突构成前后滑动的关节。因冠状突小,对抗尺骨向后移位的能力较差,所以肘关节后脱位多见。

【诊断步骤】

(一)病史采集要点

1.年龄　多见于青壮年,儿童也时有发生。

2.损伤机制及分类

(1)肘关节后脱位是最多见的一种类型。当跌倒时,手掌撑地,肘关节完全伸直,前臂旋后位,外力沿前臂传导到肘部,引起肘关节过伸,尺骨鹰嘴的顶撞猛烈冲击肱骨下端的鹰嘴窝,形成力的支点,使得尺桡骨同时向后方移位引起肘关节后脱位。此时,附着于缘突上的肱肌及前关节囊撕裂,后关节囊连同肱骨下端骨膜一起沿骨膜下剥离,是形成异位骨化的基础。

（2）肘关节前脱位较少见。跌倒时手掌撑地，在前臂固定的情况下，身体沿上肢纵轴旋转，先发生侧方脱位，外力继续作用，则可使尺桡骨脱到前方，多数合并尺骨鹰嘴骨折，关节囊及侧副韧带完全撕裂，可合并血管神经损伤。

（3）肘关节侧位脱位以青少年多见。当肘部遭受传导暴力时，肘关节处于内翻或外翻，致肘关节的侧副韧带和关节囊撕裂可向外侧或内侧脱位。此时，与脱位方向相对侧的韧带和关节囊损伤重，而同侧反而较轻。由于前臂伸、屈肌群的猛烈，收缩，可引起内、外上髁撕脱性骨折。

（4）肘关节爆裂脱位极少见。由于上、下传导暴力集中于肘关节时，前臂呈过度旋前，造成桡骨头向前脱位，环状韧带破裂，继之，发生尺骨向后脱位，尺桡骨间近侧骨间膜断裂，引起桡骨小头向前脱位，尺骨近端向后脱位，肱骨下端便嵌插在二骨之间，为前后型脱位。此时如再受一旋后，外翻作用力，则尺骨移向肱骨内侧，而桡骨移向肱骨外侧，成内外型脱位。

（5）肘关节脱位骨折在肘关节脱位的同时常合并有肘部或邻近部位的骨折，常见的有：

①肘关节前脱位合并尺骨鹰嘴骨折：肘关节前脱位时，由于肱骨滑车对鹰嘴的阻挡，使其在冠状突水平发生横形骨折，少数可因暴力过大至内上髁、外上髁撕脱性骨折。

②肘关节后脱位合并冠状突骨折：尺骨在向后上方脱位过程中，冠状突和肱骨滑车相撞击或肱肌的强烈收缩致冠状突骨折。冠状突骨折分三型：Ⅰ型冠状突尖端撕脱；Ⅱ型累及冠状突 50％ 以下；Ⅲ型累及冠状突 50％ 以上，Ⅱ、Ⅲ型可呈粉碎骨折。

③肘关节后脱位合并肱骨外髁背侧缘骨折：有时肘关节向后上方脱位时，桡骨小头向后上顶撞肱骨外髁背侧，使其切割样骨折。

④肘关节后脱位合并桡骨小头骨折：肘关节后脱位时，桡骨小头撞

击肱骨下端引起骨折,由于撞击方式的差别,桡骨小头骨折也有多种类型:如骨裂、歪帽状、粉碎性,合并桡骨颈骨折等。

⑤肘关节外侧脱位合并内上髁撕脱骨折:是肘关节强力外翻的应力所致。

⑥侧方撞击骨折:即所谓"小汽车"骨折脱位。外力直接作用于前臂尺侧而导致一系列损伤。包括:a.尺骨上 1/3 骨折或尺桡骨双骨折。b.尺骨鹰嘴骨折。c.尺桡骨同时向前脱位。d.肱骨远端骨折。

(二)临床表现

有明显外伤史,肘关节肿痛,周径明显增大,前臂较对侧短缩,患者常以健手托住患肢前臂,关节处于半屈曲位,伸屈活动受限。如肘后脱位,则肘后方空虚,鹰嘴向明显突出,肘窝内可触及脱位的肱骨下端。侧方脱位,肘部呈现肘内翻和肘外翻,肘后三角关系改变。

(三)X 线表现

由于肘关节脱位方式不同,X 线表现亦不相同。

1.后脱位　侧位 X 线片上可见尺桡骨向后脱位,尺骨鹰嘴远离鹰嘴窝。正位片上可看到尺桡骨轻度向内或向外移位。

2.前脱位　侧位 X 线片上可见尺骨鹰嘴骨折,骨折块向上移位,尺桡骨一起向前脱位。

3.侧方脱位　正位 X 线片,可见肘关节有明显的肘外翻畸形或肘内翻畸形或可见尺桡骨发生单纯的内、外侧脱位。侧位片只见肱骨下端与尺桡骨的重叠,无前后脱位征象。

4.肘关节脱位合并内上髁骨折　由于尺桡骨脱位,常把内上髁骨骺牵拉甚远。肘关节后外方脱位时,内上髁骨折块随尺桡骨向后移至肱骨髁或鹰嘴窝之后方,与肱骨髁重叠,正位片极易被忽视。侧位片内上髁骨块与尺骨鹰嘴相重叠,极易与鹰嘴骨骺相混淆。当内上髁移至肱骨髁之下方时,又易与滑车骨骺相混淆,或被误认为夹在关节之内。

5.肘关节后脱位合并外髁骨骺骨折　易与肱骨远端全骺分离相混淆,二者相似之处有:

(1)都发生外髁骨骺向尺侧移位。

(2)桡侧副韧带均不发生断裂,故在正、侧位 X 线片上,外髁骨骺与桡骨小头都保持正常关系在一直线上。

(3)都可见尺桡旨与外髁骨骺一起向尺侧移位。

不同点:肘关节脱位内髁干骺无骨折片。

6.肘关节脱位合并桡骨小头骨折 X 线片上肱桡关节已被破坏,粉碎骨折片可游离在周围软组织内,合并桡骨颈骨折者,桡骨小头骨折块甚至可移至尺侧软组织内。

7.肘关节脱位合并肱骨小头粉碎性骨折 正位 X 线片上可见肘关节向外侧多位,肱骨小头粉碎分离,散在关节两侧软组织内。

8.肘关节侧方脱位合并尺骨切迹粉碎骨折 正位片上可见尺桡骨一起向桡侧脱位。由于尺侧副韧带没有撕裂以致尺骨切迹内侧部分仍然保持正常的位置。因环状韧带撕裂,可出现尺桡骨分离,类似孟氏(Monteggia 骨折脱位)骨折。

9.肘关节爆裂脱位 前后型,侧位 X 线片可见尺骨位于肱骨下端后方,桡骨位于肱骨下端前方。内外型正位 X 线片可见尺骨位于肱骨下端内侧,桡骨位于外侧。

10.陈旧性肘关节脱位 指肘关节脱位超过 3 周者。X 线片上除保持脱位后的原始创伤解剖和畸形外,还可见普遍性骨质疏松和数量不等的骨痂,关节周围可有异位骨化块。

【治疗对策】

(一)手法复位

新鲜脱位和合并内上髁骨折、肱骨外髁后侧骨折、冠状突骨折的病人应施行手法复位。方法有:

1.后脱位的复位方法

(1)牵引法:局麻下,患者坐位,助手牵引上臂,术者双手紧握腕部,用力牵引将肘关节屈曲 60°～90°,并可稍加旋前,常可听到复位响声或复位弹拨感。

(2)牵引推拿法：助手在前臂及上臂做牵引与反牵引，术者从肘后用双手握住肘关节，先纠正侧方移位，双手拇指向前下方推压，在牵引下逐渐屈肘，如突然出现弹跳感说明已复位。

(3)肘膝法：患者坐于凳上，术者一脚踏在患者所坐的凳面的一侧，膝部抵于患者肘窝，一手固定患肢上臂，另一手牵引前臂，使肘关节复位。

(4)椅背法：患者侧坐在靠背椅上，椅背上缘置一枕头，患者肘关节放在椅背上，用椅背作支点，术者向远下方牵拉前臂，使肘关节复位。

(5)肘腰法：术者站在病人前面，将病人的患肢提起，环抱术者的腰部，使肘关节置于半屈曲位，术者一手握住患者腕部，沿前臂纵轴作持续牵引，另一手拇指压住鹰嘴突，沿前臂纵轴推挤，听到弹响声，表明复位成功。

2.前脱位的复位方法　两助手在上臂和前臂做牵引与反牵引，术者先辨明是从肘内侧或从肘外侧脱位到前方，一手从前方牵拉上臂，另一手将尺桡骨从肘内侧或外侧向后推压复位。

3.侧方脱位的复位方法　双拇指顶压肱骨远端，其余4指向相反方向顶压尺桡骨近端，即可复位。

4.爆裂脱位的复位方法(前后型)　在牵引下，术者现将向前脱位的桡骨经旋后动作复位，再将向后脱位的尺骨用双拇指向前下推挤复位。向内型：牵引下，术者双手掌从内外向中间挤压，即可复位。

合并上述三种骨折的脱位，一般肘关节复位后，骨折也可复位。如果内上髁骨折块卡在关节腔内，则应在牵引下使肘关节外翻，靠前臂屈肌的牵拉使骨块脱出而复位。

5.陈旧性脱位的复位　脱位后3周左右的病人可试行手法复位。在臂丛麻下，先作肘关节轻柔的屈伸运动，使粘连松解。将肘部缓慢伸展，在牵引作用逐渐屈肘，术者用双手拇指推挤尺骨鹰嘴，另4指将肱骨远端压向后方，即可复位。

复位后长臂石膏托固定屈肘90°，前臂中立位3周。

（二）手术治疗

1.手术指征

（1）闭合复位失败者。

（2）肘关节前脱位并尺骨鹰嘴骨折经复位，骨折关节面不平、不稳者。

（3）肘关节脱位并内上髁骨折，骨折块卡压关节内手法复位脱不出者。

（4）肘关节后脱位并冠状突Ⅱ、Ⅲ度骨折，手法复位后骨折间隙宽、不稳者。

（5）肘关节脱位合并肱骨小头、桡骨小头粉碎骨折。

（6）侧方撞击骨折脱位。

（7）陈旧性骨折脱位，不宜施行闭合复位者。

（8）某些习惯性脱位。

2.手术方法

（1）切开复位，骨折内固定：根据脱位合并不同骨折的类型采用不同的手术入路和不同的固定方法。内上髁、冠状突及肱骨小头复位后可用螺钉或可吸收钉、棒作内固定；尺骨鹰嘴骨折可用粗拉力螺钉或张力带或鹰嘴钢板螺钉作内固定。桡骨小头骨折如有复位可能，应复位后用可吸收钉棒作内固定，否则可作桡骨小头切除或桡骨小头置换。对肘关节脱位，为了防止再脱位，可用一枚克氏针从尺骨鹰嘴至肱骨下端固定2周拔除。

陈旧性脱位3个月以内者可作切开复位。从后正中切口进入，彻底清除关节间隙内疤痕组织及变性滑膜组织，必要时可作前方松解，复位后，固定2周，开始练习肘关节活动。

（2）关节成形术：对于肘关节脱位时间长、软骨面已经破坏并有关节僵硬及疼痛，患者职业要求肘关节活动者，可考虑行关节成形术。取肘后正中切口，将肱骨远端于内、外上髁水平切除或保留两上髁而将其中间部切除，使呈鱼尾状，再将尺骨鹰嘴滑车面咬除少许和两侧面膨大部分咬除少许,切除桡骨小头,取大腿外侧阔筋膜,反折,光滑面相对衬于两骨折端边缘缝于骨膜、关节囊上。术后石膏固定于屈肘 90°位 2～3 周。

（3）人工关节置换术:中老年患者、陈旧性脱位时间长,肘的屈伸肌力正常者,可行人工关节置换术以恢复良好的关节活动。

（4）肘关节融合术:对陈旧性脱位、长期疼痛或用力后疼痛,又要求以力量为主的体力劳动者,可考虑行关节融合术。后正中切口进入,清除关节间疤痕和破坏的软骨,切除桡骨小头,使其在屈肘 90°位贴合紧密,在肱骨后面下端和尺骨鹰嘴顶端开一骨槽,再取髂骨条或胫骨条嵌入骨槽内,螺钉固定,或用重建钢板塑形后固定肱、尺骨。石膏托固定 2～3 个月。

（5）后关节囊及侧副韧带紧缩术:对于习惯性肘关节脱位可用。手术取外侧切口,于外上髁上方外柱上钻 2 个孔,用粗丝线将关节囊及外侧副韧带紧密地缝合在肱骨上,消除容纳桡骨头的隐窝,防止再脱位。

第五节　腕骨脱位

一、解剖学基础

腕关节是一个结构复杂的复合关节,由桡腕关节、腕掌关节及腕骨间关节组成其运动的灵活性和稳定性是其发挥正常功能的基础。腕骨由 8 块小骨组成,排成远近两列,每列有 4 块,近列自内向外分别为手舟骨、月骨、三角骨及豌豆骨,除豌豆骨外,均参与桡腕关节的组成。远列自内向外分别为大、小多角骨、头状骨和钩骨,均参与腕掌关节的组成。所有腕骨并非排列在一个冠状面上,而是构成一个掌侧面凹陷的纵行浅沟,即腕骨沟。腕骨沟的内外侧各有隆起,称为腕尺侧隆起和腕桡侧隆起,前者由豌豆骨和钩骨钩组成,后者由手舟骨结节和大多角骨结节组成。腕横韧带横跨于腕骨沟的内外侧隆起上,形成腕管,有指屈肌腱和正中神经等通过。

腕骨属于短骨,每块腕骨(豌豆骨除外)大致呈立方体,有 6 个面,腕骨的前面和后面比较粗糙,有韧带附着。除了手舟骨和月骨前面宽后面窄以外,其余各骨均后面宽前面窄。各个腕骨的相邻关节面均附有软骨,参与关节的构成。这些短骨构成的关节运动复杂,幅度较小。腕骨在结构上与长骨两端的骨骺相似:内部为松质骨,表面覆以一层极薄的密质骨;腕骨内红骨髓在长骨内红骨髓变为黄骨髓后继续保留若干年。

二、损伤机制

月骨周围脱位及月骨脱位占腕部损伤的 10％,发生的机制是使腕关节过度背伸、尺偏及腕中部旋转的暴力所致。在迫使腕关节过度背伸的轴向暴力作用下,关节掌侧结构承受张力面背侧部被压缩、承受剪力,尤其是在关节过度背伸时。腕骨脱位的类型、范围不但与暴力的强弱、合力的方向、作用的部位及时限有着密切的联系,而且与关节在受伤时的体位也有关联,如引发腕舟骨骨折的暴力持续作用则可导致经舟骨月骨周围脱位的发生。腕骨脱位亦可发生于屈曲暴力、扭转暴力及挤压、打击等直接暴力,但相对少见。

三、临床分型

临床上经治的腕骨脱位的类型较多,有时并发腕骨、掌骨基底、桡尺骨远端的骨折。在不同的损伤机制作用下,任何腕骨都有脱位的可能,但最常见的是单纯的月骨脱位和月骨周围脱位(包括经舟骨、月骨周围脱位),其他腕骨脱位较少见。

四、月骨周围脱位

【损伤机制】

舟月骨周围的腕骨呈现相对于桡骨远端的背向或掌向移位,与月骨及桡骨远端的正常关系丧失,而月骨与桡骨的解剖关系正常。月骨周围脱位多为背侧脱位,且常并发有腕骨或桡尺骨远端的骨折,如舟骨、头状骨骨折等。此症是由于外伤时手掌着地,手离开身体,暴力直接对着手掌部,腕关节背伸、尺偏所致。此时,头状骨与月骨间的掌侧韧带及关节囊断裂(背侧韧带完好),或者导致头状骨、钩骨和三角骨骨折,头状骨、钩骨和三角骨(或是其各自的远侧骨折段)与月骨分离,并与舟骨一起向背侧脱位。

【临床表现及诊断】

有明确的腕关节背伸外伤史,腕关节疼痛、局部肿胀,腕关节前后径增厚变圆,压痛的范围较单独的骨折广泛,功能障碍,手指常呈屈曲状,有典型的正中神经受压症状。X线片:正位片可见腕骨弧线中断,头状骨与月骨、桡骨与舟骨影像重叠区域加大,腕中关节间隙消失,舟月骨间关节间隙变宽。侧位片可见舟骨掌屈、纵轴与桡骨纵轴接近垂直,月骨与桡骨远端解剖关系正常,桡月关节间隙无明显的不对称,其余腕骨向背侧或掌侧脱位,其中头状骨最明显。腕关节长度变短,月骨本身影像仍正常。

【治疗】

本病无论是开放性或是闭合性损伤,尽可能及早处理,防止血管、神经受压时间过长所造成的并发症。首先纠正脱位及恢复桡骨远端、月骨与周围腕骨间的正常解剖关系,然后矫正骨折移位、舟月骨或月三角骨分离。

手法复位应掌握在1周以内。复位要点:先在局麻或臂丛麻醉下前臂旋前位持续牵引，3～5mm 后，逐渐屈曲腕关节，术者再由背侧向掌侧推挤按压脱位的腕骨（以头状骨为主），只要头、月骨关系恢复正常，其他的脱位和骨折即可复位。复位后用长臂石膏固定在屈腕 30°位，2 周后改为中立位，共固定 4 周，解除石膏后进行功能锻炼。部分月骨周围脱位病例在手法复位后不稳定，舟月骨分离及骨折移位有复发可能性，在复位成功后可经皮穿针固定腕骨，然后再行石膏外固定以加强稳定性。对于手法复位失败或陈旧性脱位则必须进行手术切开复位治疗，根据病情采用背侧或掌侧入路，复位后用克氏针或螺钉固定，并修复损伤的关节囊和韧带，术后固定同闭合复位。

少部分陈旧性月骨周围脱位因组织挛缩等原因，即使经切开复位也难以达到理想效果，或者软骨损伤严重的脱位，术后往往遗留关节畸形、功能障碍、疼痛，可行一期或二期行关节融合术。

五、月骨脱位

临床上分为掌侧脱位和背侧脱位，背侧脱位极少见，下面以掌侧脱位为主进行介绍。

【损伤机制】

月骨外形比较规则，掌面观为四方形，侧面观为半月形。进侧凸面与桡骨下关节面构成关节，远侧凹面与舟骨共同拥抱头状骨，月骨与舟骨、桡骨之间有坚强的腕骨间韧带相连。

月骨是腕骨中唯一掌侧面宽而背侧窄的腕骨。当腕关节极度背伸位着地，由于月骨位于腕部的中心，体型又是掌宽背窄，加之桡骨远端关节面具有掌倾的特点，在上述暴力的作用下，月骨受到头状骨与桡骨的挤压，被迫沿腕的冠状轴急剧向掌侧旋转，月骨背侧的韧带、舟月韧带及月三角韧带相继撕裂和断裂，周围腕骨向背侧脱位，而月骨被挤压发生掌侧脱位。

【临床表现及诊断】

临床上可见腕部掌侧隆起,明显肿胀,屈指肌腱过于紧张而不能伸直,腕关节呈屈曲位,运动功能明显受限,握力下降。握拳时第三掌骨头有明显塌陷,叩击该掌骨头时有明显疼痛。当腕管内压力增高合并正中神经压迫时,桡侧三个半手指感觉异常。陈旧性脱位时常可出现屈指肌腱受摩擦而出现断裂。

【X 线片表现】

正位平片可见月骨由四方形变为三角形,其三角形尖朝远侧,而底朝向近侧,月骨与三角骨及舟骨间空隙增大。侧位片显示桡、月、头三者之间的正常轴线丧失,月骨远侧凹形的关节面与头状骨分离而转向掌侧,凸形的近侧关节面朝向背侧,整个月骨掌屈度超过 90°

【治疗】

月骨血供比较丰富,有来自桡动脉、尺动脉、骨间掌侧动脉和掌深弓返支的分支,伴随掌、背侧韧带进入月骨。当月骨掌侧脱位时,仅背侧韧带损伤,而掌侧韧带正常,血供正常。如果能及时复位,月骨血供没有问题,一般不会出现月骨坏死。对新鲜的月骨脱位一经确诊应早期给予手法复位,在臂丛麻醉下背伸腕关节持续牵引增加头状骨与桡骨之间的间隙,术者用拇指向背侧按压脱位的月骨使其复位。经摄片证实已复位后,用石膏夹固定患腕于掌屈 45°位,2 周后改为中立位固定,共固定 4 周,解除固定后进行功能锻炼。

对闭合复位失败、超过 3 周的陈旧性脱位,以及合并正中神经嵌压、屈指肌腱断裂的患者,需行切开复位内固定术。手术多采用掌侧切口,切开屈肌支持带,牵开屈指肌腱,然后将月骨复位,适当用克氏针固定,并修复关节囊和韧带。术中注意保护月骨掌侧附着的软组织,以免月骨坏死的发生。术后再用石膏托外固定,固定体位和时限与月骨周围脱位相同。

对于完全脱位(掌背侧韧带完全断裂)的月骨,以及陈旧骨折切开无法复位的脱位,如关节软骨无明显损伤,应予以摘除并肌腱充填,术后腕关节在功能位固定 3 周,拆除固定后进行功能锻炼。

六、经舟骨的腕骨脱位

经舟骨的腕骨脱位临床上较少见,发生机制与月骨周围脱位相似(患者前伏跌倒,前臂旋前位手掌着地,腕关节极度背伸),伴有舟骨骨折,舟骨远端随同头状骨等向背侧移位,而舟骨近段和月骨与桡骨保持正常关系,常伴有正中神经压迫症。

腕关节外伤后出现腕部肿胀、畸形、鼻烟壶处压痛,伴有不同程度的腕部拇、示、中指麻木、疼痛,腕部 Tinel 征阳性。诊断主要依靠腕部 X 线检查,正位片示正常平行的腕骨间间隙消失或增宽,相应腕骨重叠或分离,可见舟骨骨折线,必要时可加摄腕关节侧位片。

确诊后即给予手法复位,整复方法与月骨周围脱位基本相同,复位后用短臂石膏管连同拇指固定于微屈腕位置,3 周后改为功能位置,按舟骨骨折治疗。如新鲜骨折脱位手法复位失败或陈旧性脱位,需行切开复位内固定治疗,舟骨需同时植骨。如脱位时间过长无法手术复位者,需行腕关节融合术。

第六节 掌骨骨折

一、第一掌骨基底部骨折

【概述】

1882 年,爱尔兰外科医生 EdwardH.Bennett 描述了经第 1 掌骨底的关节内骨折。该骨折容易牵引复位,但难以维持复位。如治疗不当,往往形成一个疼痛而僵硬、畸形的关节,影响手部的功能。

骨折通常由直接暴力引起,多是位于基底部 1cm 内的横形或粉碎性骨折。骨折近端由于受拇长展肌的牵拉,向桡骨背侧移位,骨折远端拇长屈肌和拇内收肌的牵拉,向掌尺侧移位,骨折部向背侧桡侧移位。

【临床分型】

第一掌骨基底部骨折,根据其骨折线是否与关节相通,可分为:

1.不通关节的拇指掌骨基底部骨折:其骨折在腕掌关节以外,位于第 1 掌骨基底 1cm 处,多为横形或粉碎性骨折。

2.通关节的拇指掌骨基底部骨折(又称第 1 掌骨基底部骨折脱位,Bennett 骨折):其特点是第 1 掌骨基底部斜形骨折,骨折线通过关节,同时合并有腕掌关节脱位。

【临床表现】

患者有外伤史,且拇指腕掌关节的桡背侧明显突出,有压痛,拇外展、内收、对掌等运动均受限。X 线片有助于明确诊断及分型。

骨折近端受拇长展肌的牵拉向桡侧背侧移位,骨折远端受拇长屈肌及拇内收肌的牵拉,向掌侧尺侧移位,骨折部向背侧桡侧成角畸形。这是由于骨折远端起杠杆作用的力臂较长,加上拇腕掌关节周围肌肉肌腱的力臂作用以及关节囊与周围韧带的损伤等。

【治疗】

1.闭合复位外固定　此种骨折复位容易,固定困难。在局麻下(或不用麻醉),向外展位牵引拇指,同时加压于掌骨基底桡背侧,骨折容易复位,但放松牵引后也极容易再移位,需用外固定方法维持复位后的位置。可选用石膏固定、弓形夹板固定、塑形铝板固定、外展弹性牵引夹板固定或绷带卷外固定。

2.闭合复位经皮内、外固定　具备适当的技术条件,手法复位后外固定不满意时,可使用经皮钢针内固定、经皮穿针外固定治疗,或者行外固定器治疗。

3.切开复位内固定　对于闭合复位失败或陈旧性骨折,采用切开复位内固定治疗。应用 2 根钢针交叉固定、螺钉或微型钢板或骑缝钉内固定。

综上所述，第 1 掌骨基底部骨折治疗方法较多，但归纳起来不外乎以上三大类。手法复位外固定治疗具有操作简便、无创伤的优点，但稳定性差，尤其对 Bennett 骨折；闭合复位经皮穿针内固定具有操作简单、固定可靠、疗效优良的优点，其与切开复位内固定进行对照治疗观察结果显示，两者疗效基本相近；外固定器治疗稳定性良好，调节方便，固定阶段只局限于骨折段，对相邻关节活动无明显影响，尤其对粉碎性骨折和复合性骨折的治疗，有独到之处；切开复位内固定具有骨折复位满意、固定可靠、允许早期活动的优点，但会增加切口感染的机会，损坏骨折端血液循环，不利于骨折愈合。

二、Rolando 骨折

1910 年，Rolando 描述了一种累及第 1 掌骨底的 Y 型骨折，该骨折不引起 Bennett 骨折中的骨干移位。由于这些骨折或关节内大多角形骨折后可能产生创伤性关节炎，因而准确复位非常重要。多数骨折通过牵引即可复位，开放或闭合穿针予以固定。如果关节内骨折片足够大，一些作者建议进行切开复位和微型"T"形钢板内固定。

三、第 2、3、4、5 掌骨骨折

1.掌骨头颈骨折　掌骨头关节内骨折多因挥拳击打硬物常致第 4 与第 5 掌骨头骨折；而多发性骨折常是挤压的结果。对掌骨头关节内骨折需要切开复位与内固定，特别是在关节面移位、产生关节不匹配时。这些情况应该采用克氏针固定。对于掌骨颈骨折进行手法复位时，应避免伸指牵引，防止掌骨头向掌侧旋转，增加畸形致复位困难。正确的手法是在掌指关节屈曲 90°下牵引复位。如复位后不稳定，则考虑交叉克氏针或微型钢板内固定。

2.**掌骨干骨折**　多由直接暴力所致,严重暴力可致多发掌骨粉碎骨折或腕掌关节脱位等。由于骨间肌、蚓状肌和屈指肌的牵拉,骨折端常背侧成角移位。对掌骨干骨折通常最好采用闭合方法治疗,如有多个掌骨骨折且伴有开放性软组织创伤时,则有内固定指征。复位时,牵拉患指,按压背侧成角的骨端即可复位,用包括近节指骨的屈指位石膏外固定4~6周。复位标准:第4、5掌骨可允许轻度背侧成角移位,而第2、3掌骨成角畸形必须纠正;如无成角和旋转移位,<0.5mm 的缩短移位对手功能无明显影响。对不稳定或多发骨折,可根据骨折类型,选择螺钉、克氏针、微型钢板等内固定方法。适用于少数掌骨干骨折的另一个方法是经皮穿针。将掌指关节极度屈曲,用1根克氏针穿入掌骨头,达到骨折处。在影像增强器的协助下调整克氏针,将骨折复位,如刚才所述将克氏针从腕背侧穿出。回抽克氏针,使其远端恰好位于掌指关节近侧,术后用石膏保护4~6周。

3.**掌骨基底部骨折**　多属直接暴力损伤,因掌骨间韧带的连接,骨折移位多不显著,可行石膏外固定4~6周。如存在明显移位、脱位等不稳定情况,可行闭合或切开复位克氏针固定。

第三章　下肢创伤

第一节　股骨颈骨折

【概述】

1.股骨颈骨折是指股骨头下至股骨颈基底部之间的骨折。

2.多见于老年人,平均年龄在 60 岁以上。

3.易出现肺炎、褥疮等并发症,死亡率较一般骨折为高。

4.是全身最难愈合的骨折之一,容易发生股骨头缺血性坏死。

【诊断步骤】

(一)病史采集要点

1.有否摔倒外伤史,伤后是否出现行走障碍。

2.髋部是否出现较明显的疼痛。

3.有否合并其他的老年性疾病。

4.受伤前行走情况。

5.年轻患者要注意有否合并其他器官的损伤。

(二)体格检查要点

1.一般情况　注意全身情况,特别是其他系统的疾病对身体状况的影响。

2.局部检查

(1)注意髋部有否肿胀及下肢有否畸形。

(2)局部有否压痛。

(3)髋关节活动有否障碍。

(4)双下肢长短情况。

(三)辅助检查要点

1.实验室检查　注意身体其他系统的疾病,是否需要作相应的检查。

2.影像学检查　常规作骨盆前后位照片及股骨颈正侧位照片,充分了解骨折情况。一般不需要进行 CT 或 MRI 检查。

【诊断对策】

(一)诊断要点及依据

1.病史与症状　有摔倒外伤史,伤后出现行走障碍,髋部出现明显的疼痛。

2.局部情况　患髋肿胀,压痛明显,髋关节活动明显障碍,患肢多呈内收、外旋和短缩畸形,大粗隆上移。

3.X 线检查　可明确骨折部位和类型。

4.必须注意　无移位的嵌插型骨折,该类型的骨折往往症状比较轻微,患肢可无畸形,仅是髋部有些疼痛,部分患者尚可行走,易被误诊为软组织损伤,若急性损伤期无法判断有否骨折而又高度怀疑时,应嘱患者卧床 2 周,再进行 X 线检查,此时骨折断端骨质局部吸收,骨折线就可清晰可见。

(二)临床类型

1.按骨折部位分类

(1)头下型:骨折线位于股骨头下,骨折使旋股内、外侧动脉发出的营养支受损,影响骨折愈合,发生股骨头坏死的几率较大。

(2)经颈型:骨折线位于股骨颈,骨折使股骨干发出的滋养动脉升支受损,出现供血不足,同样容易出现股骨头缺血性坏死和骨折不愈合。

(3)基底型:骨折线位于股骨颈和大、小转子间连线处,骨折对血供干预少,骨折容易愈合。

2.按 X 线分类

(1)内收型:Pauwells 角(远端骨折线与两侧髂嵴连线的夹角)>50°,骨折端的剪切应力大,属不稳定骨折。

(2)外展型:Pauwells 角<30°,为稳定型骨折。

(三)鉴别诊断要点

主要与股骨粗隆间骨折进行鉴别,因股骨粗隆间骨折为囊外骨折,故局部肿胀和压痛均较股骨颈骨折明显,甚至可见局部皮下淤斑,患肢的外旋和短缩畸形也较明显。

【治疗对策】

(一)治疗原则

骨折复位、固定、功能锻炼是治疗骨折的基本原则,年轻患者应首先考虑选择促进骨折愈合的治疗方法。

对高龄患者,属头下或经颈型骨折,估计骨折难以愈合者,方可考虑采用人工关节置换术。

(二)治疗方案

1.非手术治疗

(1)股骨颈基底部骨折,可考虑使用牵引的方法进行治疗,缺点是卧床时间较长,老年患者有引起其他并发症的可能。

(2)年老体弱患者,无法耐受手术治疗者,可在疼痛缓解后,鼓励病人坐起或坐轮椅活动,避免卧床时间过久而出现其他致命的并发症,不必过多考虑骨折的治疗。

(3)无错位的嵌插型骨折,估计骨折能够愈合者。

2.手术治疗

（1）手术指征

1）适应证：股骨颈骨折中大部分为错位的不稳定性骨折，复位和内固定是治疗该类骨折的基本原则，若无禁忌证，均适合手术治疗。

2）禁忌证：①年老体弱，不能耐受手术者。②身体有其他系统疾病，不适宜手术者。

（2）手术时机复位、内固定应在骨折后 1 周内进行，避免时间过久疤痕因素而影响骨折的复位；若行人工关节置换术也应在允许的情况下尽早手术，以利于患者术后尽快康复。

（3）手术方式手术名称、目的、原理、手术方法、术中关键环节。

1）牵引复位闭合打钉内固定：牵引复位可在 C 型臂 X 光机透视下进行，内固定钉可选择空心螺纹钉、三刃钉或加压螺纹钉，基底部骨折尚可考虑使用 DHS 进行内固定，对年轻患者同时可考虑对骨折断端进行骨移植，包括带血管蒂的髂骨移植和带股方肌的骨瓣移植，目的就是对骨折进行复位固定，并促进骨折的愈合。对年轻患者，应首先选择此类方法进行治疗。

2）人工关节置换术：适用于高龄患者（65～70 岁以上），目的是减少患者的卧床时间，有利于并发症的预防，促进患者的康复。

（4）术前准备

1）入院后检查项目：常规进行骨盆照片和股骨颈正侧位照片，一般不需要 CT 或 MRI 检查。

2）术前专科准备事项：须根据患者年龄、骨折类型、身体状况决定治疗方法。

（5）术后观察及处理

1）术后一般处理：术后无需特殊体位，24 小时拔除引流。

2）术后专科处理：专科的特殊处理

①术后第 2 天患者即可进行患髋的功能锻炼。

②内固定者根据骨折的愈合情况决定负重行走时间。

③人工关节置换者 3 天可允许下地负重行走。

（3）术后并发症的观察与处理

①骨折不愈合：对年轻患者，可采用骨移植以促进骨折的愈合；对年长患者，可考虑进行人工关节置换术。

②股骨头缺血性坏死：出现这种情况时，目前只能选择进行人工关节置换术。

③人工关节脱位：首先进行手法复位，手法复位失败再考虑切开复位，复位后维持下肢牵引 3 周。

6）出院随访

（1）注意事项：

①内固定者根据骨折的愈合情况决定负重行走时间，避免过早负重造成内固定失败。

②人工关节置换者应避免做髋关节内收和过度屈曲，以防人工关节脱位。

（2）复查项目及时间周期：内固定者每 3 月检查一次 X 线照片，直至骨折完全愈合。

（3）随访规范化：人工关节置换者每年复查一次 X 线照片，以观察人工关节的使用情况。

第二节　股骨转子间骨折

【概述】

股骨转子间骨折是从股骨颈基底部至小转子下缘之间区域的骨折，是老年人常见的损伤，股骨转子间主要是由松质骨构成。在老年人，由于存在不同程度的骨质疏松，骨质脆性增加，关节活动不灵便，一旦遭受外力，如跌倒时，可在过度外展、内收、旋转等应力作用下引起不同类型骨折。青壮年股骨转子间骨折主要由于高能量创伤所致，如车祸伤、高处坠落伤等。股骨转子间由于转子部位血运丰富，骨折不愈合者很少,但易发生髋内翻畸形等并发症,高龄患者长期卧床引起并发症较多。

【诊断步骤】

1.病史采集要点

(1)年龄:多见于老年男性,多为低能量损伤;也见于青壮年,多为高能量创伤所致。

(2)外伤史:看是否有外伤史,老年患者可无明显的外伤史。

(3)疼痛与行走的关系:伤后,转子间出现疼痛、肿胀、瘀斑,下肢活动障碍。

2.体格检查要点

(1)外观:髋部肿胀,大转子处皮下瘀血是很有特征性的。

(2)压痛点:转子间骨折压痛点多在大粗隆,而股骨颈骨折的压痛点多在腹股沟韧带中点外下方。

(3)有轴向叩击痛。

(4)下肢外旋可达 90°,测量可发现下肢缩短畸形。

3.辅助检查要点　　主要是 X 线平片检查,很少需要做 CT 或 MRI 检查,X 线片诊断应包括髋关节的正侧位片,患肢在内旋 10°~15°位置拍摄正位片可以更好地了解骨折的情况,识别有无移位或嵌插,侧位片可以确定股骨近端后方的粉碎程度。另外,也要拍摄骨盆的 X 线片,看有无其他部位的骨折。

分型:目前临床上常用 Tronzo-Evans 分类。

Ⅰ型:单纯转子间骨折,无移位。

Ⅱ型:股骨矩完整,有移位,小转子撕脱骨折。

Ⅲ型:股骨矩受累,有移位,小转子骨折。

Ⅳ型:大小转子粉碎性骨折。

Ⅴ型:反转子间骨折。

【诊断对策】

1.病史与症状　　股骨转子间骨折多为老年人,男性多于女性,比率约为2∶1,主诉有外伤史,伤后髋部疼痛不能站立或行走,患肢畸形明显。无移位的外展嵌插型骨折或稳定型骨折,患者有时症状不明显,应仔细检查,以免漏诊。

2.局部表现　患肢呈外旋畸形可达90°,患肢缩短,局部肿胀,可见皮下瘀斑,疼痛明显,活动受限,有压痛和轴向叩击痛。

3.影像学表现　X线片可明确诊断,可显示骨折类型,是顺转子间骨折还是反转子间骨折。

4.鉴别诊断要点　多数病例诊断不难,但有时需与以下疾病相鉴别。

(1)股骨颈骨折:临床表现极其相似:①最大的不同是骨折部位不同,股骨颈骨折属关节内骨折,肿胀不明显,无皮下瘀血;相反,粗隆间骨折属关节外骨折,肿胀及皮下瘀血明显;②下肢外旋角度不同,股骨颈骨折一般在45°～60°,而粗隆间骨折一般可达90°;③转子间骨折的压痛点多在大粗隆,股骨颈骨折的压痛点多在腹股沟韧带中点外下方。

(2)髋关节脱位:外伤后髋关节疼痛、活动受限、弹性固定,患者呈屈曲、内收、内旋、缩短畸形,臀部常可扪及脱位的股骨头。X线检查可明确诊断。

(3)髋臼骨折:常为强大暴力所致,髋关节疼痛、活动受限,患肢无明显畸形和弹性固定。X线和CT检查有很大的诊断价值。

【治疗对策】

1.非手术治疗

(1)非手术治疗的适应证:股骨转子间骨折非手术治疗的适应证没有严格的统一标准,应重点根据病人骨折前的活动状态及身体情况来选择。临床工作中主要有以下几条可供参考:①伤前不能行走的患者;②感染患者;③患者高龄,内科情况不稳定,不能耐受手术者;④疾病晚期预计生存期不长的患者;⑤术区皮肤条件差的患者;⑥骨质疏松,Singh分级在Ⅲ级以下;⑦粉碎性骨折,无法通过手术内固定获得稳定者。

（2）非手术治疗主要的方法有：①如果病人一般情况差、不能耐受牵引，可单纯垫枕、木板鞋固定，早期活动，此方法常有患肢内翻、旋转、缩短畸形等问题；②骨牵引，以15％体重行胫骨牵引8～12周，可有效控制各种畸形愈合的发生。之后患髋活动，患肢部分负重，骨折愈合后完全负重。

2.手术治疗　常用的标准内固定物可分为两类：

（1）滑动加压螺钉加侧方钢板固定，如 Richards 钉板、DHS、DCS等。其基本原理是将加压螺钉插入股骨头颈部以固定骨折近端，在其尾部套入一侧方钢板以固定股骨远端，固定后股骨颈干角自然恢复骨折端特别是股骨矩部分可产生加压力，目前已经成为标准固定方法。应用动力加压螺钉钢板系统最主要的并发症是拉力螺钉从股骨头内穿出，为了减少此并发症的发生，术中需使 TAD（尖顶距）≤27mm。

（2）髓内固定，常用的髓内固定装置有 Ender 针、带锁髓内针、Gamma 钉、PNF 等。Ender 针有手术时间短、创伤小、出血量小、感染率低、骨折延迟或不愈合率很低等优点，但它的缺点也同样突出，如术后关节疼痛、髓内针脱出、术后外旋畸形愈合等，所以它在转子间骨折中的应用越来越少。Gamma 钉的应用近年来有了很大的发展，已逐渐成为股骨转子间骨折特别是粉碎、不稳定性骨折的首选固定方式，有如下优点：由于有固定角度的螺栓固定可使股骨颈干角完全恢复，有效防止旋转畸形，闭合复位对骨折端血运破坏小益于愈合，内固定物断裂发生率低。适用于转子间骨折、高位转子下骨折等。PNF 和我们自行研制的股骨颈轴向控制髓内钉与 Gamma 钉类似，但因为增加了防旋钉和股骨颈轴向控制板，故能更好地控制股骨头的旋转，拉力螺钉股骨头切出率也低于 Gamma 钉。主要适用于转子间骨折、反转子间骨折、高位转子间骨折等。

3.外固定架治疗　外固定架具有手术时间短、损伤小等优点。

第三节　股骨干骨折

股骨干是指从小转子以下 2～5cm 至股骨髁上 2～5cm 的部分。股骨干骨折约占全身骨折的 5%，近年来，随着交通事故的增多，其发生率呈明显升高趋势。目前治疗方法不一，理想的治疗的方法应该是既能维持骨折的良好复位及固定，又能尽快恢复下肢的关节活动及负重功能。

【伤因与病理】

股骨干只有遭受强大暴力后才能引起骨折，造成骨折的暴力可分为直接暴力和间接暴力。直接暴力，可引起横行或粉碎骨折。间接暴力，可引起斜行或螺旋形骨折。股骨干周围血运非常丰富，骨折后出血较多，易出现休克，也易发生脂肪栓塞综合征，在早期诊治时需要引起高度警惕。

各部位的股骨干骨折，骨折的移位根据肌肉的牵拉及不同暴力而异，产生相应的畸形，股骨上 1/3，近折段受髂腰肌、臀中肌、臀小肌及髋关节外旋诸肌的牵拉而产生屈曲、外旋和外展移位，而远折端受内收肌牵拉向上、向内、向后移位。股骨中 1/3 骨折，断端除重叠畸形外，主要按暴力的撞击方向成角，远折段可因内收肌牵拉向外成角。股骨下 1/3 骨折，近折段内收向前移位，远折段受腓肠肌及后关节囊牵拉向后屈曲，骨折端可损伤或压迫后方的腘动静脉及坐骨神经。

【分类】

股骨干骨折常用的分类方法是根据骨折的形状分类。

1.横行骨折　骨折线与股骨干轴线的垂直线之间夹角＜30°，多由直接暴力引起。

2.斜行骨折　骨折线与股骨干轴线的垂直线之间夹角＞30°，多由间接暴力引起。

3.螺旋形骨折　骨折呈螺旋形，多由旋转暴力所致。

4.粉碎性骨折　骨折处有 2 块以上骨块,如砸伤、压伤及火器伤。

5.青枝骨折　为不完全骨折,多见于儿童。

【临床表现及诊断】

患者有明确的外伤史,伤后患肢剧痛,活动障碍,部分患者出现休克。检查患肢大腿明显肿胀,肢体短缩,局部有异常活动及骨擦音,远侧肢体多表现外旋。摄 X 线片可明确诊断。对股骨下 1/3 骨折,应注意检查足背动脉、足趾活动及皮肤感觉情况,以确定有无神经血管伴随损伤。同时应注意检查髋关节及膝关节情况,以免漏诊这些部位同时存在的损伤。

【治疗】

股骨干骨折治疗方法很多,大体上可分成非手术治疗及手术治疗两大类。在具体治疗方法的实施上,应根据患者年龄、骨折类型、具备的技术设备条件以及患者的社会和经济要求等加以选择。

1.非手术治疗　儿童股骨干骨折治疗上与成年人不同。儿童正处于生长发育阶段,骨折愈合迅速,塑形能力强,只要在维持对线情况下,短缩不超过 2cm,无旋转畸形,即可达到治疗目的。

(1)垂直悬吊皮牵引:亦称 Bryant 牵引,适用于 4 岁以内的儿童。将双下肢用皮肤牵引向上垂直悬吊,牵引重量以臀部稍离开床面为宜。一般牵引 3~4 周即可去除牵引,患儿再卧床 1~2 周,无须进一步治疗。对于儿童股骨干骨折,要求对线良好,但对位要求不高,1~2cm 的重叠反而会克服骨折完全对位后将来伤肢生长过长的缺陷。因为骨折将促使伤侧骨骺因充血而生长过速。如果年龄过大,或下肢过长,不适宜用此方法,因血液供应达不到足趾可引起缺血性坏死的并发症。牵引时应经常检查双足趾的血液循环和感觉有无异常,以防止发生此类并发症。

(2)水平皮肤牵引:适用于 4~8 岁儿童。用胶布贴于患肢内、外两侧,用绷带螺旋裹住,患肢放于小型托马架上,牵引重量为 2~3kg,如骨折位于股骨上 1/3,患肢应充分屈髋,外展外旋,使骨折远端对合近端。

如骨折位于股骨下 1/3,应尽量屈膝,以松弛膝后方关节囊及腓肠肌,减少骨折远端向后移位的倾向。牵引时注意防止成角畸形,可附加小夹板固定。牵引 4～6 周可去除牵引,根据所摄 X 线片观察骨折愈合情况逐渐恢复活动。

(3)骨牵引:适用于 8～12 岁儿童。儿童骨骺未闭,损伤后会影响肢体发育。穿牵引针时应选在胫骨结节下 2～3 横指骨皮质上。牵引重量 3～4kg。牵引后用夹板固定,保持外观无畸形,双下肢等长。牵引时患肢位置与皮牵引相同。牵引时间 4～6 周。

(4)对产伤引起的新生儿股骨干骨折,可以采用的治疗方法有:①将伤腿用绷带固定于新生儿的胸腹部。②将伤腿与健腿之间夹以棉垫,然后用绷带将两下肢固定在一起。③用小夹板或圆形纸板固定。一般固定 2 周,去除固定,骨折即可愈合。

成年人股骨干骨折采用单纯牵引治疗很难达到良好的复位,患者需要长期卧床,易引起各种并发症,并且住院时间长,费用高。随着内固定技术及材料力学的发展,以及各种外固定装置的研制,这种方法目前已很少应用,绝大多数只作为手术治疗前的制动及维持肢体长度的临时手段。只有在极少数情况下,如局部皮肤条件不能手术或患者全身状况不能耐受手术时,才作为最终的治疗手段。

成年人股骨干骨折如选用牵引治疗时,通常采用平衡悬吊滑动牵引。患肢做股骨髁上或胫骨结节骨牵引,放于托马架上。开始牵引重量可重些,为体重的 1/7～1/8,牵引方向应同股骨轴线保持一致,同时抬高床脚进行对抗牵引。早期利用 X 线摄片或 X 线透视机监测骨折复位情况,要求在 10d 内使骨折达到复位标准,即无重叠、无成角、无旋转,对位不少于骨干直径的 1/2。然后调整牵引重量到维持重量,避免过牵。牵引后第 2 天开始练习股四头肌收缩及距小腿关节的屈、伸活动。第 2 周坐起,双手扶床练习抬臀。第 3 周开始双手提吊杆,健足踩在床上支撑、收腹、抬臀使身体与患肢成一直线。第 4 周开始扶床练习站立。待骨折愈合后去除牵引,逐渐扶拐行走,患肢由部分负重至完全负重,直到摄 X 线片检查骨折完全愈合。

2.手术治疗

(1)骨外固定装置:外固定器采用经皮穿针,创伤小,能为骨折提供良好的固定,早期可活动邻近关节及负重行走,便于开放伤口换药及感染性骨折的引流,无须二次手术。近年来已广泛应用于治疗各种类型骨折。对于股骨干骨折,由于周围强有力的肌肉牵拉作用及重力作用,即使用更粗的固定针及坚强的外固定器,也很难像胫骨骨折那样维持骨折的良好复位。针道感染、固定针松动以及固定针穿过部分肌肉影响邻近关节活动等问题,限制了外固定器在股骨干骨折中的应用。因此,多数人认为外固定器较适用于软组织及伤口污染严重的Ⅱ型开放性股骨干骨折,或有感染骨髓炎的股骨干骨折及不能采用内固定治疗的老年人股骨干骨折患者。侯树勋等认为胸、腹及颅脑外伤的多发伤患者同时伴有股骨干骨折、火器伤造成的股骨干骨折,以及 4～12 岁的儿童股骨干骨折适用外固定器治疗。

(2)钢板螺丝钉内固定:20 世纪 60 年代初,瑞士内固定学会 AO/ASIF 的外科医师主张用钢板螺丝钉固定股骨干骨折。一般应选择加压钢板,包括普通加压钢板、动力加压钢板及限制接触性动力加压钢板。手术采取外侧入路,应用的钢板要有足够的长度,在骨折的近、远端各需 4～5 枚螺钉固定,钢板最后一个孔内的螺钉只需穿透一侧骨皮质,以减少应力集中于钢板一端。骨折愈合钢板取出后,患肢应适当加以保护,3 个月内避免剧烈活动。加压钢板的优点是骨折解剖复位后能达到坚强内固定,通过加压使骨折端产生轴向加压作用,有利于骨折的二期愈台,允许伤肢早期活动及负重活动,无须行外固定。随着 AO 技术的普及应用,加压钢板带来的一些并发症已越来越引起人们重视,常见的并发症有:①钢板螺钉疲劳断裂引起的骨折延迟愈合或骨不连。股骨干骨折钢板固定在外侧即张力侧,使之承受张力。要求内侧骨皮质保持完整,形成支点,起到承受压力的作用。当内侧骨皮质失去支撑作用时,如粉碎或坏死吸收,钢板承受的张应力即转变成弯曲应力。在肢体活动中,这种弯曲应力很快使钢板螺钉疲劳、断裂,引起骨折延迟愈合或骨不连。②取出钢板后再骨折。坚强内固定可产生较大的应力遮挡,使正常生理应力不能通过钢板固定的骨折段,导致钢板下骨皮质疏松、萎缩,取出钢板后易发生再骨折。另外,加压钢板固定切口大,剥离骨膜多,易引起骨折延迟愈合。切口感染、骨髓炎的发生率也较高。

(3)髓内钉内固定:由于钢板固定治疗股骨干骨折感染和内固定失败风险过高,近年来,闭合性髓内钉手术重新得到重视,特别是带锁髓内钉技术的发展,股骨干骨折内固定方法已发生了根本性的转变。目前髓内钉,尤其是交锁髓内钉治疗股骨干骨折已成为主流。

1)可屈性髓内钉:如 Rush 钉和 Ender 钉。可屈性髓内钉进入直的髓腔,通过 3 点压力完成骨折固定。其优点是无须扩大髓腔,对髓腔内血运影响小。适用于股骨中上段横行及短斜行骨折。当用于长斜行、螺旋形、粉碎性及股骨中段以下骨折时,易引起骨折的短缩、成角和旋转畸形。

2)标准髓内钉:如 Kuntscher 钉、AO 钉、Schneider 钉及其他形式的髓内钉。这些髓内钉虽然在横断面的几何形状、基本设计,插入方法和生物力学性能方面有所不同,但其目的都是要插入一个最大直径的髓内钉,使髓内钉在骨折近、远端与髓腔内壁产生更广泛接触,能更牢固地控制骨折端成角及旋转力量,为骨折愈合提供稳定环境。与可屈性髓内钉相比,标准髓内钉具有更大的抗疲劳强度,明显增加了对抗旋转、弯曲和轴向加压的稳定性,扩髓产生的骨微粒相当于自体植骨,可促进骨折愈合。标准髓内钉适用于股骨中上 1/3 横行、短斜行、蝶形骨折,以及骨折的延迟愈合和骨不连,也适用于股骨多段骨折和多发伤伴股骨骨折。对于长斜行及螺旋形骨折需增加环形钢丝固定。对股骨中段以下的骨折,由于髓腔较宽,标准髓内钉不能控制其成角、旋转及短缩,应选用其他形式的内固定,如交锁髓内钉。

3)交锁髓内钉:如 Gross-Kempf 钉、Klemm-Schellmann 钉、AO 钉、Russell-Tay-Lor 钉等。交锁髓内钉通过近端及远端插入螺丝钉固定,能有效控制股骨近、远端的骨干,适用于从股骨转子下至股骨髁上各种类型骨折,明显扩大了闭合性髓内钉的应用范围。交锁髓内钉近端锁钉有斜行和横行2种。斜行锁钉是从股骨大转子向小转子方向锁钉,应用时有左、右之分。横行转子下锁钉虽然避免了左右之分,但有引起股骨近端外侧骨皮质应力增加的危险。远端锁钉通常为横行,采用2根锁钉对防止骨折远端旋转是非常必要的。交锁髓内钉可分为动力型交锁和静力型交锁2种。动力型交锁是只在髓内钉的一端安放螺钉,固定一侧骨折端,防止术后旋转,一般应放在距骨折线近的一侧。骨折的另一端通过髓内钉与髓腔内壁的紧密接触得以控制,在肌肉收缩或负重时,可沿着髓内钉轴向滑移,使骨折端嵌压。动力型交锁适用于稳定性骨折,如横行或短斜行骨折。静力型交锁是在髓内钉两端均安放螺丝锁钉,骨折可获得良好的固定,但对骨折端可产生一定的应力遮挡。术后2~3个月,骨折端已有大量骨痂形成后,需取出一端锁钉,即远离骨折端的一侧的,使之转变成动力交锁。也有人认为静力型交锁虽然限制了骨折端的嵌压,但由于其弹性固定形式,并不能阻碍骨折的迅速愈合。静力型交锁适合于各种不稳定型骨折,包括长斜行、螺旋形、粉碎性骨折、骨缺损及多段骨折。

手术时间:过去认为骨折后48~72h不考虑施行髓内钉固定术,理由是此期间并发症的发生率较高,尤其是脂肪栓塞及肺部并发症,故手术应推迟到10d后进行,认为这一时期骨折的血肿已机化,皮肤及软组织损伤已愈合,骨折周围血液供应已增加。但最近的回顾性研究结果表明,伤后24h内行闭合髓内钉内固定术,其肺部并发症的发生率、术中遇到的问题如复位等及住院费用均少于延迟手术者。一般认为行闭合性髓内钉固定术不应超过伤后2周,否则,由于血肿机化,纤维组织增生,使闭合复位极为困难。

选择髓内钉固定应考虑的因素:①患者的年龄:绝大多数儿童股骨干骨折应用牵引及外固定治疗即可取得良好效果。对年龄较大,一般12~16岁的儿童,牵引及外固定常常会遇到对位不良、短缩及关节强直等问题。因此,有人主张在不影响远端骨骺的情况下可选择髓内钉固定。②多发伤伴股骨干骨折:早期固定骨折及功能锻炼,可防止一些并发症的发生,如急性呼吸窘迫综合征(ARDS)。闭合性髓内钉固定手术创伤小,可提供良好的骨折固定,避免了如牵引或外固定后的二次处理。③股骨干骨折伴同侧膝部韧带损伤或胫腓骨骨折:早期行闭合髓内钉固定便于其后的膝部韧带修复手术及胫腓骨骨折固定,为早期功能康复提供条件。④开放性骨折:对开放性股骨干骨折是否应用髓内钉内固定目前尚存在争议。一些文献报道初期彻底清创后行髓内钉内固定,其感染率并不增高,为3%~5%。但多数作者认为对于有污染的开放性股骨干骨折,特别是Ⅱ~Ⅲ型开放性骨折,应延期行髓内钉固定,可暂时利用牵引或外固定来维持肢体长度,稳定骨折,待10~14d伤口愈合或被覆盖后再行髓内钉固定,认为这样可明显减少感染的发生率。⑤骨折部位及类型:对于股骨中上1/3横行或短斜行骨折可选择标准梅花形髓内钉固定,如Ktintscher钉;对于股骨近端、远端骨折及粉碎性骨折应选择交锁髓内钉固定;对于长斜行及螺旋形骨折,标准梅花形髓内钉固定需切开附加环绕钢丝固定,这可增加感染及骨不连的机会,因此仍应选择闭合性交锁髓内钉固定。

Winquist等按照骨折粉碎程度占骨干周径的百分比将粉碎性股骨干骨折分为4级:Ⅰ级:很少或没有粉碎;Ⅱ级:骨粉碎占骨干周径的50%;Ⅲ级:骨折粉碎占骨干周径的50%~100%;Ⅳ级:骨折粉碎呈节段性。认为对大多数中段Ⅰ~Ⅱ级粉碎骨折采用非交锁型髓内钉固定,即可使未粉碎的骨折部分保持紧密接触,达到稳定骨折的目的。对Ⅲ~Ⅳ级粉碎骨折通常采用静力型交锁髓内钉固定,以防止骨折短缩。

(4)闭合性髓内钉固定技术:

1)术前准备:股骨干骨折闭合性髓内钉内固定的成败取决于周密的术前和术中计划。术前仔细阅读正侧位X线片可帮助发现无移位的骨折碎块及骨折近、远端的纵行劈裂,以便于选择适当的髓内钉固定,如交锁型髓内钉。X线片应包括同侧髋关节和膝关节,以免漏诊这些部位同时伴发的骨折脱位。术前骨牵引使骨折端保持轻度分离有利于手术中的闭合复位,尤其是延迟伤后数日手术者。骨牵引可选用胫骨结节或股骨髁上,选择股骨髁上骨牵引时,牵引针应尽量靠近股骨远端,以免影响髓内钉及锁钉的穿入。伤后72h内手术时,也可利用手术牵引床做双足牵引复位。术前通过测量X线片或健侧大腿的长度来确定髓内针的直径及长度。测量正位X线片髓腔最狭窄部分的宽度估计选择髓内钉的直径,一般说来,标准梅花形髓内钉应选择大于测量的宽度1~2mm,交锁髓内钉应等于测量宽度。长度可根据测量健侧肢体大转子顶点至髌骨上缘的距离或将已知长度的髓内钉固定于健侧大腿外侧摄X线片来确定。国人常用的髓内钉直径是9~12mm,长度是360~420mm。

2)体位:股骨干骨折闭合性髓内钉固定患者可采用仰卧位或侧卧位,每一种体位都有其相应的适应证。

①仰卧位:这是一种常用的体位,骨折闭合复位较容易取得,不易发生如侧卧位常常遇到的旋转畸形,但显露大转子顶端的手术入路比较困难,特别是对一些肥胖的患者。仰卧位适用于严重多发伤、双侧股骨干骨折、股骨远端骨折、股骨骨折伴对侧髋臼骨折等患者。患者仰卧于手术牵引床上,会阴部用一木芯海绵圈抵住,患肢内收15°~20°,屈髋15°,健肢尽量外展,便于C臂X线机放于两腿之间。躯干向健侧倾斜,使患侧大转子突出,便于手术入路。

②侧卧位:轻度内收或中立位屈曲髋关节,容易取得良好的手术入路,但摆放体位需花费一定时间,骨折的旋转不易控制。适用于肥胖患者或比较接近近端的骨折,如转子下骨折。患者侧卧于手术牵引床上,患侧朝上,会阴部用木芯海绵圈抵住,患肢髋关节屈曲15°~20°,轻度内收,膝关节屈曲,患肢内旋10°~15°矫正旋转畸形,健肢轻度后伸,尽量外展,以便于术中C臂X线机放于两腿之间。

手术前应尽量使骨折达到良好复位。仰卧位骨折远端易向后移位,侧卧位骨折近端易内收移位,可用一拐杖从下面抵住相应的移位骨段向上支撑矫正。侧卧位骨折近端的内收和仰卧位骨折远端的屈曲亦可用同样方法或由助手挤压矫正。如果不能取得良好的复位,手术前应重新调整患者体位,使骨折能接近解剖复位,遗留的轻度移位,可通过术中穿钉来纠正。

3)切口:在股骨大转子尖端远侧 1cm 向近端做 8~10cm 纵行切口,沿切口方向切开臀肌筋膜,钝性分开臀肌纤维并用自动拉钩向两侧牵开,显露大转子顶端及转子间窝。如果准备安放近端锁钉,切口应向远端扩大 2cm。

4)插入球状头导引针:用三棱骨锥在转子间窝处钻孔与髓腔相通。此点应与髓腔轴线一致,偏外侧易出现偏心性扩髓或引起近端粉碎骨折,偏内侧有引起股骨颈骨折的危险。应在 X 线透视机透视下确定进针点正好位于髓腔中心。钻通髓腔后插入直径 3mm、长 1m 的球状头导引针。如果骨折复位令人满意,导引针可直接放入骨折远端至股骨髁骨骺封闭处。若骨折残留部分移位,可先将导引针放至骨折端,将近侧骨折段用扩孔器扩大到 9mm,以增加导引针在髓腔内的活动度,使之易于调整插入骨折远端髓腔或在近端插入一根细梅花形髓内钉帮助整复骨折,后将导引针插入骨折远端。将导引针球状头下轻度弯曲亦有助于导引针安放。插入导引针后,测量其留在大转子顶点外侧长度,用总长度减去这部分长度就是应选择髓内钉的长度。与术前测量的长度对比,确定最终选择髓内钉的长度。插入球状头导引针的目的是防止髓腔扩孔钻进入膝关节及扩孔钻断入髓腔时易于取出。

5)扩大髓腔:扩髓前应在 C 臂 X 线透视机下正侧位观察导引针确在远侧干骺部的中心,导引针的偏斜将引起偏心性扩髓并使骨折部位发生碎裂。用可屈性髓腔扩孔钻套在导引针上扩大髓腔,扩髓后的直径应较所选用髓内钉直径大 0.5~1mm。扩髓由细到粗,循序渐进,遇有阻力时应反复扩髓后向前进。扩孔钻从直径 8mm 开始,每次增加 0.5mm。我国成年男性多用直径 11~13mm 的髓内钉,女性多用 9~11mm 髓内钉,因此扩髓应在 12~14mm(男性)或者 10~12mm(女性)。完成扩髓后,在导引针外套入管状髓腔对线器,使骨折端保持复位,再插入直径 4mm 无球状头导引针,拔除球状头导引针及髓腔对线器。

6)插入髓内钉:将预先选择的髓内钉与打入器或近端瞄准器连接在一起,并一同套在导引针上,用手柄控制髓内钉的旋转,使梅花形髓内钉保持其缝隙对准股骨前外侧,交锁髓内钉保持弯曲度向前外侧,打入髓内钉。髓内钉到达骨折部位时,应在 C 臂 X 线透视机下正侧位再次观察骨折复位情况,如未能达到满意复位应再次整复,骨折应达到或接近解剖复位。将髓内钉打入骨折远段若干厘米后,放松牵引,拔除导引针,然后再打入髓内钉,直到髓内钉近端与大转子平齐,即梅花形髓内钉拔出孔平齐大转子或交锁髓内钉近端斜钉锁孔位于股骨转子间。

7)近端交锁:在插入锁钉前应仔细检查肢体,纠正旋转畸形。近端瞄准器应牢固地与髓内钉近端连接。大多数交锁髓内钉的设计是近端斜行锁孔,可安放 6mm 直径的全螺纹锁钉。先用 6mm 直径的钻头沿瞄准孔钻通近侧大转子骨皮质、髓内钉锁孔钻至小转子皮质下,再用 5mm 直径的钻头钻通小转子骨皮质,用深度测量器测量长度,拧入一根合适长度的螺丝钉,拆除近端瞄准器。

8)远端交锁:远端交锁螺丝钉瞄准比较困难,需要一定的技术,目前常用的方法有 3 种。

①与髓内钉连接的瞄准器:瞄准器与髓内钉近端装配在一起。锁钉时,瞄准器上的瞄准孔应与髓内钉远端锁孔对齐。由于髓内钉在插入时可能会发生变形,尤其是股骨前弓较大的患者,会使瞄准孔偏离锁孔,瞄准器长臂的轻度移动亦会给锁钉插入带来困难。

②与 X 线透视机相连的瞄准器:瞄准器与 X 线透视机球管直接连接,通过移动 X 线透视机使瞄准器上的瞄准孔与髓内钉锁孔相对应,利用钻头套管可准确锁入锁钉。此装置瞄准器有一长臂,轻微的摆动可能会使钻孔及锁钉失败。

③手控瞄准:这是一种最常用的远端锁钉方法,在其他方法锁钉失

败时亦可选择此种方法。取大腿外侧远端通过髓内钉2个锁孔中心做纵行切口,长3～4cm,向两侧牵开髂胫束,显露外侧骨皮质,调整X线透视机透视方向,直到2个锁孔完全呈圆形。用4.5mm钻头手动调节,使钻头尖对准锁孔中心,平行于X线束通过锁孔钻进两侧骨皮质,用深度测量器测量长度,选择合适的螺钉拧入。螺钉应穿过内侧骨皮质2～3个螺纹。2枚锁钉插入后再次在X线透视机下确定锁钉已通过锁孔并穿过内侧骨皮质之外。

(5)术后处理:交锁髓内钉术后不需要外固定。在少数情况下,为防止卧床时肢体外旋,梅花形髓内钉或部分动力型交锁髓内钉术后1周内可穿中立位鞋使患肢保持在中立位,同时尽早开始股四头肌的等长收缩练习。对于股骨中上段稳定型骨折,术后3d即可扶拐下床活动,患肢逐渐负重。对不稳定的股骨近端或远端骨折,即使应用交锁髓内钉,亦应扶拐保护8～12周。过早地在无保护下负重行走,可能引起髓内钉的疲劳断裂。鼓励患者尽早开始膝关节屈伸练习,早期患者可坐在床边,将小腿放在床下,利用重力作用帮助恢复膝关节的屈曲功能。一般术后4～6周,膝关节即应恢复到正常的活动范围。定期摄X线片检查骨痂生长及骨折愈合情况。静力型交锁髓内钉术后3个月应取出远离骨折端的锁钉,使其动力化,从而进一步刺激成骨,加快骨痂塑形。也有人认为不需要常规使静力型交锁髓内钉动力化,除非X线片证实骨折发生延迟愈合。骨折完全愈合后,髓内钉才能拔除,一般需要1～2年时间。如果X线摄片证实骨折已愈合,患者诉大转子处疼痛、跛行,可考虑提前拔除髓内钉。

(6)髓内钉固定的错误及并发症:

1)髓内钉选择错误:主要是髓内钉长度和直径的测算错误。选择的髓内钉过短,会失去对骨折远段的控制力,术后易出现旋转及成角畸形。交锁髓内钉过短,远端锁钉将锁在股骨干上,引起局部应力增高。选择的髓内钉过长,可能穿透膝关节或在大转子近端穿入臀肌,后者在其末端形成滑囊和异位骨化,患者主诉局部疼痛、跛行,直到拔除髓内钉为止。交锁髓内钉近端过长,会使近端斜行锁钉穿过股骨颈而不是小转子平面,引起局部应力增高,最终可能发生股骨颈骨折;过细的髓内钉不能牢固固定骨折,术后会发生骨折移位及旋转,骨折部位出现异常活动,引起髓内钉的弯曲或断裂,导致骨折延迟愈合或骨不连。如选择的髓内钉大于髓腔直径,打入时髓内钉会嵌在髓腔内,以致于既不能推进又不能拔出,这是一个非常棘手的问题。预防的方法是当打入髓内钉的阻力过大时,应停止打入,拔除髓内钉,更换一支较细的髓内钉或再次扩大髓腔。为防止上述情况的发生,术前及术中仔细阅读 X 线片,准确测算髓腔的宽度及股骨长度是非常重要的。

2)导引针及髓内钉位置错误:大转子顶端髓内钉入口的位置选择不当或骨折复位不良,髓腔较宽,放入导引针会偏离髓腔中心,常常引起偏心性扩髓,髓内钉沿导针行进时也会偏离中心,引起骨折远端粉碎。因此,选择大转子顶端进针点应在股骨髓腔的中轴线上,放置导引针后应在 X 线透视机下正侧位观察,确保导引针位于髓腔中央。

交锁髓内钉有一定的预弯弧度,插入髓腔时应与股骨干的前弓保持一致。如果髓内钉插入时发生旋转,会使远端锁孔偏离冠状面,使锁钉非常困难。另外,髓内钉的弯曲度如与股骨干前弓的方向不一致,也会使骨折产生 $5°\sim10°$ 的内外翻畸形。在插入髓内钉时应将手柄保持在冠状面上,防止髓内钉旋转。

3)远端锁钉错误:在远端锁钉锁入之前,应先在 X 线透视机下将锁孔调节成完全圆形,否则会引起锁钉与锁孔嵌卡,造成锁钉失败。远端锁钉应穿过对侧骨皮质 2～3 个螺纹。若锁钉过短,失去与对侧骨皮质的咬合力,术后早期即可发生锁钉松动或退出,造成短缩或旋转畸形。锁钉过长,对内侧组织产生刺激,引起疼痛,影响膝关节功能恢复。锁钉锁入后,应常规在 X 线透视机下证实锁钉确实穿过髓内钉锁孔,以便及时发现锁钉偏离锁孔的情况。

4)髓内钉和锁钉弯曲断裂:梅花形髓内钉的缝隙位置与固定强度有关,其开放的缝隙向前外侧,沿着股骨的张力侧,固定强度会明显增加。而其本身的强度则取决于外形结构,一旦外形发生变化,强度随着几何形状的改变而减少。髓内钉发生弯曲或断裂应及时拔除,更换更粗的髓内钉或交锁髓内钉。交锁髓内钉固定后,使应力集中于近、远端锁钉处,当股骨上 1/3 或转子下骨折时,应力可引起近端锁钉疲劳断裂。生物力学研究表明,若骨折位于远端的近侧锁钉 5cm 以内,应力会集中于此处,易引起髓内钉在远端的近侧锁孔处断裂或引起锁钉断裂。因此对股骨远端骨折,应选用较大直径的髓内钉并且避免早期负重,减少上述并发症的发生。

5) 骨折延迟愈合或骨不连:闭合性髓内钉内固定不易发生延迟愈合或骨不连,因为闭合穿钉保留了完整骨膜,扩髓产生的骨微粒进入骨折血肿,相当于自体植骨,髓内钉本身的负荷特性等均有利于骨折早期愈合。但如果选择髓内钉不合适,使骨折端存在较大活动或骨折处有较大块骨缺损,特别是股骨近端或远端的骨折,也会引起延迟愈合或骨不连。治疗上应更换更粗的髓内钉或交锁髓内钉,同时行自体骨移植。

6) 感染:深部感染对于各种手术都是一种严重的并发症。闭合性髓内钉内固定术后深部感染的发生率较低,文献报道低于 1%。术后一旦发现深部感染,应立即手术,彻底清除脓肿、坏死肉芽组织及游离碎骨块,同时行伤口的持续灌洗引流,通过细菌培养,选择敏感的抗生素。如果骨折固定比较牢固,髓内钉应保留,直到骨折愈合。灌洗引流应保持通畅,直到临床上感染征象完全消失,引流液细菌培养连续 3 次阴性,才能停止灌洗,拔除灌洗引流管,一般需要 1~2 周的时间。如果感染控制得不理想,也可考虑行伤口开放引流,此时常常需要长期引流,其后续治疗同骨髓炎的治疗。若髓内钉松动,骨折的稳定性出现问题,会促使感染的扩散,尤其是骨内扩散,这时应拔除髓内钉,选择其他方法固定骨折,一般应选用外固定器固定。感染一般不影响骨痂的形成。只要能维持良好的固定,骨折最终仍能愈合。

第四节　髋关节脱位

【概述】

髋关节结构稳定,只有在强大暴力下才能脱位,因此患者多为青壮年。在严重的复合伤病人中,髋关节脱位常被漏诊。当合并同侧股骨干骨折时,因髋关节脱位的畸形变得不明显,也易漏诊。因此,在临床上对上述外伤必须注重全面检查,以免漏诊或误诊。脱位后必须及时进行复位,如脱位时间过长,有可能发生股骨头缺血性坏死和严重的骨性关节炎。根据脱位后股骨头与髋臼的关系,髋关节脱位可分为三种类型。股骨头停留在髂坐线(Nelaton)前方的为前脱位;停留在该线后方的为后脱位;股骨头向中线,冲破髋臼底部或髋臼底进入盆腔的,为中心脱位。三种脱位以后脱位最常见。

(一)髋关节前脱位

【诊断步骤】

1.病史采集要点

(1)有明确外伤史,多见于高处坠落或发生车祸时大腿外展,膝关节撞击在车板上;

(2)患处持续疼痛,髋关节活动功能丧失。

2.体格检查要点

(1)髋部疼痛、肿胀;

(2)患肢呈外展外旋和轻度屈曲畸形,并较健肢长;

(3)在闭孔或腹股沟附近可见隆起或触到脱位的股骨头;

(4)髋关节功能丧失,被动活动时可引起疼痛和肌肉痉挛。

3.辅助检查要点

(1)X线可见股骨头在闭孔内或耻骨上支附近;

(2)股骨头停留在髂坐线(Nelaton)前方的为前脱位;

(3)若 X 线显示合并骨折,则为治疗方便最好行 CT 检查。

【诊断对策】

1.根据病史、临床症状体征及 X 线,诊断应明确。

2.临床分型　根据股骨头的位置分为:

(1)闭孔型:股骨头停留在闭孔前,压迫闭孔神经。此型多见。

(2)耻骨型:股骨头脱位后,位于前上方,达耻骨水平,可压迫股动脉、静脉。此型少见。

3.鉴别诊断　要点诊断不困难,因复位方法不同,须小心与后脱位及中心性脱位相鉴别。

【治疗对策】

1.治疗原则　尽可能早复位,大多数可麻醉下手法复位,复位后行皮肤牵引 3 周,下肢置中立位,避免患肢外展及外旋。少数闭合复位失败者,股骨头嵌入髂腰肌及前关节囊中,应行切开复位。手术宜用前外侧切口。术后行皮肤牵引 3 周。对于陈旧性脱位者(3 周以上),亦应手术复位。

2.治疗方案

(1)非手术治疗,即手法复位方法新鲜髋关节前脱位应在全身麻醉或腰硬麻下行手法复位。

①Allis 法:患者仰卧位,屈膝屈髋使腘绳肌放松,一助手固定骨盆,另一助手握住小腿上部,将患肢在股骨的轴线上向外方牵引,并逐渐屈髋、外展、内旋患肢。术者用手向髋臼方向推挤股骨头,牵引下内收患肢,当感到股骨头纳入髋臼的弹响时即已复位,放松后畸形消失,复位成功。

②Bigelow 法:患者仰卧位,髋关节部分屈曲、外展。Bigelow 提示两种复位方法,首先是上举法,牵引下用力屈曲髋关节,除耻骨型脱位外,这种方法容易复位。假如上举法失败,可沿畸形方向牵引,使髋关节外展,突然地内旋、伸髋,达到复位。术者应用这种方法要慎重,因为突然的内旋可能导致股骨颈骨折。为防止这种并发症,复位须轻柔,切

忌粗暴手法。

（2）手术治疗

①手术指征：少数闭合复位失败者及陈旧性脱位者（3周以上）。

②手术方式：腰硬麻或全身麻醉，平卧位，前外侧入路。

（二）髋关节后脱位

【诊断步骤】

1.病史采集　　要点外伤史，常由间接暴力所致，当髋关节于屈曲、内收及内旋位，股骨颈前缘紧贴髋臼前缘而形成以此为支点的杠杆，髋关节囊的后部及下部极为紧张，如有强大暴力撞击膝前方，即可使股骨头穿破该部位造成后脱位。髋关节屈曲度数越大，越容易引起单纯性后脱位。

2.体格检查要点

（1）髋部疼痛，明显肿胀，髋关节功能完全丧失；

（2）呈现屈曲、内收、内旋及下肢短缩的典型畸形；

（3）大转子向后上移位，患侧臀部隆起可触及股骨头；

（4）被动活动髋关节时疼痛加剧，并引起保护性肌肉痉挛。

3.辅助检查要点

（1）X线片上可见股骨头脱出髋臼之外，与髋臼上部重叠；

（2）髋关节前后位X线片示Shenton线中断；

（3）合并髋臼、股骨头及股骨颈骨折时，宜加照髋关节旋前位片。Urist主张照后斜位片，即髋关节旋后60°，可显示髋臼后缘。

【诊断对策】

1.根据病史、临床症状体征及X线，诊断不困难。

2.临床分型　　多采用分类法，共分为五型。

（1）Ⅰ型：单纯脱位或只有小骨折片。

（2）Ⅱ型：股骨头脱位，合并髋臼后唇一大块骨折。

（3）Ⅲ型：股骨头脱位，合并髋臼后唇粉碎骨折，有或无一个主要骨折块。

(4)Ⅳ型:股骨头脱位,合并髋臼唇和顶部骨折。

(5)Ⅴ型:股骨头脱位,合并股骨头骨折。

3.鉴别诊断要点

(1)复位前必须仔细观察 X 线片上的三个解剖部位:①股骨头骨折;②髋臼骨折的位置及骨折块的大小;③无移位的股骨颈骨折,闭合复位时可能发生移位。

(2)对每一例髋关节后脱位的患者,都应认真检查有无坐骨神经损伤。

(3)有发生漏诊的可能性,特别当同侧股骨干骨折时,由于脱位的典型畸形被股骨干骨折的移位所掩盖,在临床上经常发生漏诊。

【治疗对策】

对于单纯脱位的治疗以急症闭合复位为原则;对于合并有骨折(Ⅰ～Ⅴ型)的治疗意见,多数人主张早期切开复位和内固定。

1.闭合复位方法　　Allis 法,Stimson 法和 Bigelow 法。

2.手术治疗

(1)手术指征:①因软组织嵌入影响复位,手法复位失败者;②合并髋臼或股骨头负重区骨折者;③合并同侧股骨颈或转子间骨折者;④伴有骨盆耻骨体骨折或耻骨联合分离者;⑤合并坐骨神经损伤,需探查坐骨神经者。

(2)手术方法:腰硬麻,仰卧位,多采用后切口,在显露骨折时,应特别注意保护坐骨神经。如股骨头已在术前复位,应将之再脱出,以探查有无骨及软骨片遗留于关节内,如有,则清除之。然后将股骨头及髋臼骨折准确复位,用松质骨螺丝钉或小钢板行内固定。

(三)髋关节中心性脱位

【诊断步骤】

1.病史采集　　要点多为暴力作用于大转子外侧,使股骨头冲击髋臼底部,引起髋臼底部骨折。如外力继续作用,股骨头可连同髋臼骨折片一起向盆腔内移位,形成中心脱位。

2.体格检查要点

(1)局部肿胀和疼痛,关节活动受限;

(2)检查时可触及骨擦感,患肢短缩;

(3)严重者臀部及腹股沟可出现广泛血肿。

3.辅助检查要点

(1)骨盆前后位 X 线照片可明确股骨头和髋臼关系的改变;

(2)骨盆内、外旋斜位片可清楚地显示髋臼骨折线及骨折移位;

(3)X 线断层摄片及 CT 扫描可用于髋臼中心粉碎性骨折,确定骨折片大小和移位程度。

【诊断对策】

1.X 线检查　　可以确定诊断。

2.临床分型

(1)Ⅰ型:髋臼底部横形或纵形骨折,股骨头无移位,较多见;

(2)Ⅱ型:髋臼底部有骨折,股骨头呈半脱位进入盆腔,此型损伤较重,也比较多见;

(3)Ⅲ型:髋臼底部粉碎骨折,股骨头完全脱位于盆腔,并嵌于髋臼底部骨折间,该型损伤严重,比较少见;

(4)Ⅳ型:髋臼底部骨折并有髋臼骨折或同侧髂骨纵行劈裂骨折,骨折线达臼顶,股骨头完全脱位于盆腔,该型损伤严重,很少见。

3.鉴别诊断要点　　诊断不困难,但常合并腹腔脏器股骨干及膝部损伤,应引起注意。

【治疗对策】

大多数髋关节中心性脱位需用闭合牵引治疗,只有少数才考虑手术治疗。

1.牵引治疗

(1)Ⅰ型脱位采用皮牵引,对型宜选用胫骨结节牵引。牵引重量为3～4kg。牵引 1 周后开始髋关节功能锻炼,2～3 周后,逐步减少牵引重量,4～5 周去掉牵引扶拐下地,待 3 个月后可逐渐负重,先从 1/4 体重开始,1 年后恢复体力劳动。

(2)Ⅲ、Ⅳ型骨折宜用纵向及侧方双牵引。纵向牵引可选用股骨髁上或胫骨结节牵引;侧方牵引在股骨大转子外侧钻入 1～2 枚长螺钉,由前向后穿透对侧皮质,牵引方向与纵轴牵引成直角,二者重量相等,一般为 6～12kg,定期照片检查,调整牵引重量,争取在 3～4 周内使股骨头复位。

2.手术治疗

(1)手术指征:①股骨头在骨盆内,被髋臼碎骨片嵌顿,闭合复位失败;②在穹隆部或髋臼盂和股骨头之间存在碎骨片,使股骨头无法复位;③股骨头或穹隆部有一块或数块较大的碎骨片,用牵引方法无法复位;④在同侧同时存在股骨骨折,不能用牵引治疗。

(2)手术方法:手术入路的选择可用髂腹股沟进路修复髋臼或股骨头的骨折,后路进路显露后面髋臼骨折。

第五节　膝关节半月板损伤

【概述】

半月板损伤是外伤后膝关节持续疼痛的重要原因之一。

【诊断步骤】

(一)病史采集要点

1.有否膝关节损伤史。年轻人的半月板损伤多有明显外伤史,老年患者的退变性损伤可以没有损伤史。

2.损伤后有否膝关节肿痛和功能障碍,有否关节交锁和弹响,在什么情况下容易诱发?疼痛位于关节哪一侧?

(二)体格检查要点

1.一般情况　全身情况良好。

2.局部检查

(1)外观:①是否有关节肿胀。②关节周围肌肉萎缩,特别注意有无股四头肌萎缩。

(2)关节间隙有否压痛。

(3)关节活动度和稳定性:检查膝关节最大屈曲和最大伸直情况,伸屈过程有否交锁和弹响。侧方和前后方向的稳定性如何?

(4)特殊检查:麦氏试验,过伸试验,侧方应力试验,前、后抽屉试验,研磨试验。

(三)辅助检查要点

无创检查中 MRI 检查准确率最高,CT 检查无效。X 线检查主要了解骨骼情况。

【诊断对策】

(一)诊断要点

1.有外伤史。有膝关节痛,关节交锁和弹响症状。

2.局部检查 关节间隙有压痛(很重要,准确率比麦氏试验高),股四头肌萎缩,麦氏试验阳性有助诊断。半月板桶柄状撕裂时过伸、过屈试验可诱发疼痛。需要检查前、后抽屉试验,侧方应力试验排除韧带损伤。

3.影像学检查 X 线照片对诊断半月板损伤帮助不大,但可排除骨性病变。MRI 检查可诊断半月板损伤,其表现与关节镜下表现一致性约为 90%,进一步确诊要靠关节镜检查。

(二)鉴别诊断要点

确诊半月板损伤较困难,临床上膝关节痛的病人只有少数是由半月板损伤所致。要与以下疾病鉴别:

1.创伤性滑膜炎 极易误诊为半月板损伤。都有外伤史,关节疼痛,肿胀,膝关节功能障碍,但创伤性滑膜炎无关节交锁和弹响,麦氏试验为阴性。MRI 和关节镜检查可鉴别。

2.盘状半月板 有膝关节疼痛,交锁和弹响,股四头肌萎缩等半月板损伤的症状,但无明显外伤史。在出现膝关节疼痛前往往有较长时间的膝关节弹响症状。MRI检查能较好的诊断盘状半月板。

3.关节游离体 有外伤史和交锁症状,但关节游离体所产生的交锁的位置因游离体所在位置的不同而不同,而半月板损伤的交锁位置相对固定。x线照片可显示游离体,有助诊断。软骨性游离体 x 线不能显示,诊断有困难,可行关节镜检查。

【治疗对策】

确诊或怀疑半月板损伤,需行关节镜检查和治疗。视半月板损伤的类型和程度,决定是行半月板缝合修复或半月板部分切除,现在一般不主张行半月板全切除。

半月板缝合的指征:年轻人的急性半月板损伤,靠近边缘的纵行撕裂,膝关节稳定性好,适合缝合。而半月板部分切除的原则是切除半月板破裂的内侧缘,保留半月板稳定的外周部分。

第六节 胫骨干骨折

单纯胫骨干骨折并不少见。成人多为直接打击造成。儿童则多因腓骨弹性较大,故造成胫骨干骨折的外力一般并不太大,若有较大的暴力则必然造成胫腓双骨折。如果处理不当,有可能出现骨折迟缓愈合或不愈合等并发症。

【解剖特点】

胫骨干为胫骨解剖分区的Ⅲ区至Ⅴ区的骨干段。Ⅰ区(胫骨头区):多为松质骨,皮质骨较薄,位于膝关节周围;Ⅱ区(胫骨结节区):皮质骨与松质骨交界,有较多的肌肉附着,骨膜较厚;Ⅲ区(近侧中段骨干区):皮质骨,有滋养血管通道;Ⅳ区(中段骨干区):皮质骨,单一的髓内血管供应;Ⅴ区(远侧中段骨干区):皮质骨与松质骨交界;Ⅵ区(踝上区):松质骨、皮质薄,位于关节周围。

对Ⅲ区及Ⅳ区内的骨折,应用髓内钉固定相当安全;Ⅱ区以上及Ⅴ区以下的骨折,由于控制骨折成角及移位的能力差,用髓内钉固定比较困难。

胫骨干有向前外侧约成10°左右的生理弧度。胫骨的前侧、内侧面及前嵴仅有一层皮肤及皮下组织覆盖,常易造成开放骨折。胫骨干中上段略呈三角形,下1/3略呈四方形,中下1/3交界处为三角形向四边形移行处,为解剖薄弱点,是骨折好发部位。胫骨由前、内、外3个嵴将胫骨分成内、外骨面。胫骨的营养血管从胫骨干中上1/3后外侧穿入,在致密骨内行一段距离后进入骨髓腔。胫骨干中下1/3骨折时营养血管易受伤,常致骨折处血运不良,易发生迟缓愈合或不愈合。胫骨上端和股骨髁构成膝关节,下端内踝与由腓骨下段形成的外踝共同组成踝穴。膝关节与距小腿关节在同一平行轴上活动,在治疗时必须防止成角和旋转移位,保持其平行轴的一致性,避免造成创性关节炎的发生。

胫骨上端有股四头肌及月国绳肌附着。此二肌有使近侧骨折端向前、内移位的倾向,小腿肌肉主要附着在胫骨后外侧,中下1/3无肌肉附着,仅有肌腱通过,中下1/3骨折时易向前内侧成角,常穿破皮肤形成开放性骨折。

腓骨四周有肌肉保护,有支持胫骨和增强距小腿关节稳定性的作用。骨折后移位多不大,也容易愈合。腓骨头后有腓总神经通过,此处骨折易引起该神经损伤。

胫骨的血液供应由滋养动脉和骨膜血管提供。滋养动脉由胫后动脉,在比目鱼肌起始处,胫骨后侧斜行向下,经中上1/3交界处的滋养孔进入后外侧骨膜,此动脉发出3个上行支与1个下行支。胫前动脉沿骨间膜而向下发出很多分支供应骨膜。关于在骨折的愈合中哪一条血管起主要作用,目前有争议。大多数学者认为通常是滋养动脉起主要作用,骨膜血液的供应只有在当胫骨骨折后滋养动脉的髓内供应受到破坏时,才起主要作用。

腓骨的血液供应由胫后动脉发出的腓动脉提供,腓动脉经胫骨后肌浅面斜向下处,沿鉧长屈肌与腓骨内侧之间下行至外踝后方,终于外踝支,腓动脉在其行程中沿途发出分支营养腓骨。

胫腓骨与骨间膜及小腿筋膜形成 4 个筋膜间隙,即胫前间隙、外侧间隙、胫后浅间隙和胫后深间隙。

胫前间隙包括胫前肌、伸趾长肌、伸鉧长肌及第三腓骨肌。内侧为胫骨,外侧为腓骨,后方为骨间膜,在胫骨前方有结实的筋膜相连。胫前动脉和腓深神经走行于肌肉的深层。靠近距小腿关节部位,胫前肌肌腱、伸鉧长肌肌腱、伸趾长肌肌腱的走行靠近胫骨,当开放性骨折时易受损,并且此部位骨折愈合时所成的骨痂对肌腱的功能常造成一定影响。胫前间隙综合征可继发于胫骨骨折或单纯的软组织损伤导致的出血、水肿、缺血、坏死,反复的肌肉检查可使并发症早发生。

胫外侧间隙包括腓骨长、短肌。腓浅神经走行在腓骨肌与伸趾长肌的肌间隙中,但外侧间隙综合征的发生率小于胫前间隙综合征。

胫后侧浅间隙包括腓肠肌、比目鱼肌、腘肌和跖肌。腓肠神经、大隐静脉、小隐静脉走行于此间隙中。后侧间隙综合征的发生率较低。

胫后侧深间隙包括胫后肌、趾长屈肌、鉧长屈肌。此群肌肉有使足趾、足屈的作用并能使足内翻。胫后神经、胫后动脉、腓动脉走行于此间隙中。该间隙较前间隙大并且张力相对较小,因此此侧间隙综合征的发生率较前间隙综合征低。

【病因】

病因常有直接暴力、间接暴力与传达暴力。直接暴力以重物打击、车祸撞击伤、碾轧伤、压砸伤等多见,多在作用力处发生横断或短斜行骨折或粉碎骨折,并常有 1～2 个骨碎片。暴力作用处软组织常挫伤严重,甚至发生皮肤坏死、骨外露。间接暴力或传达暴力多为高处坠下、旋转暴力、扭伤、跌倒等所致骨折,骨折多呈斜形或螺旋形,骨折线多在中下 1/3 交界处。

儿童多发生青枝骨折或裂纹骨折,在裂纹骨折中,累及的胫骨仅有一斜面或螺旋裂缝,骨折处并无移位,裂缝周围的骨膜多保持完整,此即为骨膜下骨折。常由于腓骨的弹性较大所致。

近年来国内外一些学者根据受伤时能量的大小,将病因分为应力损伤、低能量损伤、高能量损伤3种。应力损伤是由于应力长期持续作用在某一骨骼上,长期应力积累,造成受力处的骨骼发生疲劳骨折。低能量损伤最常见于扭转暴力,受伤时足部着地,身体以此点为轴旋转造成骨折,骨折线多为螺旋形、短斜行或伴有不同程度的碎骨片,有时可造成开放性骨折,但软组织损伤多不严重。高能量损伤多见于直接暴力和挤压伤,高能量集中在某一区域内.造成严重的骨与软组织损伤。此种损伤多见于机动车车祸、高处坠伤、塌方挤压伤、碾轧伤等,常伴有严重的软组织损伤。

【分类】

Ellis、Weissman、Nicoll 等将胫骨骨折按损伤的严重程度分为轻、中、重3度。①轻度:骨折无移位,有轻微的粉碎骨片,无开放伤口或仅有极小的开放伤口,软组织损伤较轻。②中度:骨折不全移位或成角,粉碎程度小,开放伤口不大,污染不重,软组织损伤程度中等。③重度:骨折完全移位或成角,粉碎程度严重,有较大的开放伤口,污染严重,软组织损伤严重。

美国创伤骨科协会(OTA)认可 AO 学派提出的胫骨骨折分型,即分为 42-A、42-B、42-C 三大型,每种类型又分 3 种亚型。①42-A 型骨折:A1,简单骨折,螺旋形;A2,简单骨折,斜形(成角≥30°);A3,简单骨折,横形(成角<30°)。②42-B 型骨折:B1,楔形骨折,楔形块旋转;B2,楔形骨折,楔形块弯曲;B3,楔形骨折,楔形块游离。③42-C 型骨折:C1,粉碎骨折,骨折块旋转;C2,粉碎骨折,骨折块分段;C3,粉碎骨折,骨折块不规则。

【诊断要点与鉴别诊断】

1.临床表现　受伤后患小腿剧烈疼痛、肿胀、压痛、纵轴叩击痛、功能障碍、有骨擦音、异常活动,有移位时出现患肢成角、短缩、足外旋畸形。软组织损伤严重者在小腿前、外、后侧间隙单独或同时出现极度肿胀,扪之硬实,肌肉紧张而无力,有冲击痛、麻痛、牵拉痛,胫后或腓总神经分布区感觉迟钝,甚至消失,可能发生筋膜间隙综合征,应对各间隙肌肉做被动牵拉试验,必要时应做间隙压力测定,以便早诊断、早治疗。

2.辅助检查

(1)影像学检查:疑有胫骨干骨折,应摄包括膝、距小腿关节的胫骨干全长的正侧位 X 线片。该法方便、简单、易行、价廉,CT 与 MRI 由于价格昂贵,常不采用。当怀疑有病理性骨折时应行 CT 检查,以便与其他疾病相鉴别。

(2)其他检查:怀疑合并血管损伤时,应行彩色多普勒检查。怀疑有神经损伤时应及早行肌电图检查。怀疑有挤压综合征时应及早行血肌酸磷酸激酶、尿肌红蛋白检查。

3.诊断、鉴别诊断　根据外伤史、症状、体征及辅助检查可以作出诊断。有并发症时需引起高度重视。本病易与其他骨折相鉴别,怀疑有病理性骨折时应行 CT 检查以便鉴别。

【治疗】

胫骨骨折的治疗目的是恢复小腿的负重、行走功能。应保持胫骨的长度与力线,使膝、距小腿关节在同一平行轴上。骨折端的成角畸形与旋转移位应该完全纠正,以免日后影响膝、距小腿关节的功能和发生关节劳损。与健侧肢体相比较可以接受的临床标准是成人向内成角 $<$ 5°,向外成角在 10°以内,前后成角在 10°以内,肢体短缩在 1cm 以内,两骨折端对位至少应在 2/3。

治疗方法的选择应根据骨折类型和软组织损伤程度而决定,有非手术治疗与手术治疗两大类。

1.非手术治疗

(1)手法复位、小夹板固定:适用于无移位或整复后骨折面接触稳定,无侧向移位趋势的横断、短斜行骨折。

1)仰卧位复位法:患者取仰卧位,膝关节屈曲 20°～30°,第一助手站于患者膝外上方,用肘关节环包住患膝腘窝部;第二助手站于患肢足远侧,一手握前足,另一手握足跟部,沿胫骨长轴对抗牵引约 5min,矫正重叠与成角畸形。如果近端向前内移位,则术者两手拇指放在远端前侧,其余 4 指环抱小腿后侧,在维持牵引下,近端牵引之第一助手将近端向后按压,术者两手 4 指端提远端向前,使之复位,如果仍有左右侧方移位,可同时推近端向外,拉远端向内,多可复位。由于螺旋、斜行骨折的远端易向外侧移位,术者可用拇指置于远端前外方,挤压胫腓骨间隙,将远端向内侧推挤,4 指置于近端内侧,向外用力提拉,嘱第二助手将远端稍稍内旋,可完全复位,然后在维持牵引下,术者两手握住骨折处,嘱助手慢慢摇摆骨折远端,即可使骨折端紧密接触,最后再以拇指和食指沿胫骨嵴及胫骨内侧面来回触摸骨折端,检查骨折的对位对线情况。

2)小夹板固定:通常用 5 块小夹板固定,前侧板 2 块,后、外、内侧板各 1 块,根据骨折端复位前骨折的移位情况而放置适当的固定垫。斜形骨折在骨折远端的前外侧(相当于胫腓骨间隙之间)放置分骨垫,分骨垫的上缘与骨折相平,然后在骨折端的内侧及小腿外侧的上下端各置一纸垫。对于已解剖复位的横断骨折,可不用分骨垫。如果未能达到解剖复位,由于近端通常易向内,远端易向外移位,此时可将内侧纸垫放在远端的前外侧,然后用胶布贴好,再放置小夹板。

胫骨干骨折时,外侧小夹板的下端平外踝,上达胫骨外髁上缘,内侧板下平内踝,上达胫骨内髁上缘,后侧板下端抵于跟骨绪节上缘,上达腘窝下 2cm,以不妨碍膝关节屈曲 90° 为宜,两前侧板下达踝上,下平胫骨结节。将小夹板按部位放好后,用 3～4 道绷带横扎固定。

3)小夹板固定注意事项:抬高患肢,以利于受伤肢体的肿胀消退;严密观察肢端的血运与感觉;在医护人员指导下进行功能锻炼。固定后 1～4d 应严密观察肢端的血运与感觉,注意肢端动脉搏动及皮肤温度、颜色、感觉、肿胀程度,脚趾的主动活动等,如发现肢端肿胀、疼痛、温度下降(发凉)、颜色紫暗、麻木、屈伸活动障碍并伴剧烈疼痛者,应及时作出处理。1 周后组织间隙内压力下降,血液循环改善,肿胀逐渐消退,扎带松弛时应及时放松扎带的松紧度,保持在 1cm 的移动度,若出现肢体麻木,血运障碍,肿胀严重,须及时放松扎带;如仍未好转,应拆开绷带,重新包扎。若在夹板两端或骨突处出现疼痛点时,应拆开夹板检查,以防发生压迫性溃疡。

(2)手法复位、石膏固定:胫骨骨折的手法复位可应用上法。石膏固定适用于青枝骨折、裂缝骨折、不完全骨折及患肢肿胀严重或皮肤有挫伤无移位的横断骨折或短斜行骨折,有小腿单石膏托、前后双面石膏托、管型石膏 3 种固定方式。复位满意后,自足趾开始,并在跟部、内外踝和腓神经经过的腓骨颈处加垫,由足趾到胫骨结节上环形缠绕石膏,缠头两层石膏后用两个手掌对胫骨内侧、内外踝后侧和足弓塑形,胫骨结节或是腓骨头不塑形,缠绕管型后,定期拍摄正侧位 X 线片复查。如果复查有成角不满意,可将管型石膏楔变,管型楔变可改善并恢复力线,但需仔细护理,以避免闭合石膏边缘压迫皮肤引起皮肤坏死,楔变不能大于 10°,常选用前后双面石膏托固定,便于观察与调整。固定注意事项大体上同小夹板固定。

(3)牵引、小夹板固定:胫骨干骨折跟骨牵引主要适用于长斜行、螺旋形、严重粉碎等不稳定性骨折,特别适用于小腿肿胀严重和(或)有水疱形成、皮肤挫伤严重、开放性伤口等软组织损伤严重的骨折患者。软组织损伤病情好转后同时行小夹板固定。跟骨牵引重量为 3~5kg,牵引后 48h 内行 X 线检查骨折对位情况。牵引时间一般为 4~6 周。合并筋膜间隙综合征者禁行牵引治疗。

2.手术治疗 胫骨骨折长时间的外固定对膝、踝功能将会造成一定的影响。同时由于废用性肌肉萎缩和患肢负重等,外固定期可发生再次移位,对不稳定型骨折可手术治疗。

(1)外固定支架固定:19 世纪 40 年代 Malgaigne 最早应用外固定支架。随后 Rinand、Parkhill 与 Lambotte 改进了固定架的结构,作了一系列的技术改进,扩大了使用的范围,对开放性骨折更具有优势。20 世纪 30 年代 Anderson、Hoffman 设计了更复杂的外固定装置应用于临床。20 世纪 70 年代 Ilizorov 发明了有多种功能的环形固定器。国内的半环式、四边式及固定架都各有其特点。总之，外固定架基本分为穿针固定器、环形固定器、组合固定器 3 种类型。其主要适用于开放性骨折、不稳定的粉碎性骨折、软组织损伤严重的骨折。外固定架、Bastian 单侧单平面半针固定架治疗小腿部骨折在临床中较常用。

外固定架有以下优点：有此种复位较牵引复位及徒手复位为优，稳定性也较石膏、小夹板为优，固定牢固；能对骨折端加压；允许骨折上下关节活动与锻炼，减少关节僵硬、强直；在不影响骨折制动的情况下，同时对伤口进行进一步处理，便于护理。外固定架有以下缺点：钢针固定夹与连杆易松动；所固定之钢针易松动；结构较复杂，装卸不便；有针孔感染的可能。

（2）钢板固定：由于胫骨前内侧皮肤及皮下组织较薄，习惯将钢板置于胫骨外侧、胫前肌深面，因其张力侧在胫骨内侧，在皮肤条件好的情况下也可将钢板置于胫骨内侧，但有时可引起伤口破溃等并发症。钢板固定主要缺点是骨外膜常剥离过多。

钢板中以加压钢板、AO 学派的微创稳定系统、高尔夫钢板、林可解剖钢板为主导。因其各有优缺点，术前的选取要根据具体情况而定。

（3）髓内针固定：胫骨干骨折中斜行、横断、粉碎、多段骨折均适合用髓内钉固定，具有操作简单、对组织损伤小、一般不需要超关节的长期固定、患者肢体负重时间早等优点。

近年来骨干骨折已由不控制轴向旋转、不能加压的髓内装置，发展到既能控制轴旋转又能加压的交锁钉髓内装置。胫骨干骨折应用髓内针已获得了一致的认可。膝下 5cm 和踝上 5cm 内的骨折是交锁钉的最佳有效范围。穿针技术有扩髓与不扩髓，闭合穿针与开放穿针。如何选择需根据具体情况而定，原则是能闭合穿针时尽量不用开放穿针，能不扩髓尽量不采用扩髓。因为扩髓虽然能加大髓内针与髓腔骨质的接触面积，但对骨内膜损伤较大，开放性穿针也会造成部分骨外膜损伤，不利于骨折的愈合。目前各种髓内针种类繁多，早些年应用的多枚弹性髓内针、中心髓内针（如 Kuntscher 针，即梅花针、Lotter 针、Ender 针、"V"形针）已基本上被淘汰，被带锁髓内针所取代。带锁髓内针解决了中心髓内针的不足，胫骨结节远端 4cm 至距小腿关节近端 5cm 之间的骨折都可应用，对多段骨折有不可比拟的优势。有人主张静力锁钉常规动力化，现在多数学者认为穿针后很少需动力化，如果动力化过早可能造成骨折旋转、短缩移位。髓内针的进针部位有 2 种：胫骨结节上入路与胫骨平台前缘后方入路（以胫骨结节为标志，在胫骨平台前缘后 0.5cm 处用三刃锥刺入，方向与髓腔平行）。推崇胫骨平台前缘后方入路，认为胫骨结节上方入路进针方向与髓腔纵轴面约 11°的夹角，而胫骨平台后前缘后方入路进针方向与髓腔纵轴夹角仅 6°左右，故该入路近似直线，髓内针可轻松进针。髓内针的长度应是胫骨平台前缘至距小腿关节胫骨前缘长度减去 1～1.5cm。推崇进针点应位于胫骨平台中点前缘下方 0.5cm 以内，该点偏离胫骨结节水平距离约 0.5cm，恰位于中轴线上。如果偏离该点进针，针体远端在远端髓腔松质骨内产生偏离，使远侧平台产生内外翻畸形。

3.开放性骨折治疗　治疗原则是尽可能将开放性骨折变为闭合性骨折。先进行清创；固定骨折端；最大限度保留损伤部位的血运；预防性抗菌治疗（在急诊室开始应用抗生素，最好也要在手术室内应用抗生素）；4～7d 应行各种软组织覆盖术，重建防止细菌污染的软组织屏障。如果骨折需内固定，也可在内固定后用健康肌肉软组织覆盖骨折端，令皮肤创口开放，待炎症消退后，再行延迟一期闭合创面或二期处理，此时最好选用外固定架治疗。Gopal 等认为开放性骨折内固定较外固定疗效要好。Keating 等认为髓内针内固定治疗 Gustilo Ⅲ型骨折 57 例，虽然出现感染 10 例，占 17.5%，但疗效仍令人满意。

4.功能锻炼　胫骨干骨折复位固定后，即行跖趾、距小腿关节屈伸活动及股四头肌的舒缩活动。行跟骨牵引者，可用健侧腿和两手支持体重抬起臀部，稳定性骨折从第 2 周起进行抬腿及膝关节活动，在第 4 周开始扶双拐不负重下地锻炼，不稳定性骨折解除牵引后仍需在床上锻炼,1周后才可扶拐不负重下地锻炼。此时患肢虽不负重,但是足底要放平,不要足尖着地,也不要悬空,避免骨折端受力引起旋转或成角移位,锻炼后骨折部无疼痛,自觉有力,可试行用单拐逐渐负重行走。为了维持小腿的生理弧度,防止骨折端向前成角,在床上休息时可用两枕法,经过10周左右根据X线摄片、临床检查,达到临床愈合标准就可去除固定。骨性愈合后可取出内固定。Gaston等认为胫骨干骨折后下肢肌力的恢复与年龄、骨折的类型、所受暴力、是否有伤口有密切关系,其中以年龄为最重要的决定因素,1年后下肢的屈伸肌力可恢复到正常的75%~85%。

第四章　脊柱及骨盆创伤

第一节　颈椎损伤

一、寰枢关节脱位

寰枕脱位根据枕骨相对于寰椎的脱位方向,主要分为三类:前方脱位、后方脱位、纵向脱位,其中以前方脱位最为常见。儿童的发生率是成人的 2 倍,因儿童的枕骨髁较小,且寰枕关节面较平。

【诊断标准】

1.临床表现　寰枕关节脱位最主要的特征是神经系统受损。因为延髓受损后呼吸衰竭,所以大多数患者立即死亡,而幸存者可表现为高位颈脊髓损伤征象。局部症状是枕部疼痛和头部屈伸活动受限。

2.影像学检查　在上颈椎 X 线片上测量齿状突尖至枕骨大孔前缘距离,正常成人为 5mm 以内,头伸屈活动时,也不能超过 10mm,大于此距离则说明枕骨向前移位。

【治疗原则】

1.呼吸功能衰竭和脊髓损伤的治疗。

2.脱位的复位和固定　宜采用 Halo 头环牵引,后期行枕骨-颈 2 融合。

二、寰椎骨折

当头颅遭受轴向暴力时可发生寰椎爆裂骨折,即两侧前弓与后弓同时在环的薄弱处发生骨折,前弓骨折靠近前结节最细处,后弓在接近椎动脉弓处。该骨折由 Jefferson 于 1920 年首先报道,故又称 Jefferson 骨折。

【诊断标准】

1.临床表现

(1)头颈部僵硬和枕下区疼痛,颈椎各方向转动均受限,患者喜欢双手扶头,避免头颈部转动。有时可出现咽后壁血肿,但一般不会引起呼吸困难和吞咽障碍。

(2)脊髓受压较少见,如并发枢椎骨折,颈髓压迫发生率较高。

(3)C2 神经根受刺激,出现枕大神经分布区域疼痛或感觉障碍。

2.影像学检查

(1)X 线检查:疑有寰椎骨折者应照开口正位、颅底侧位和下颌颅顶位像。开口正位如显示齿突侧块之间距加大,表示侧块向外移位,如寰椎侧块的外缘超过枢椎体侧块外缘 3～4mm,则横韧带即有断裂可能,两侧块移位距离之和达到 7mm,则提示横韧带完全断裂,为不稳定骨折。侧位片可清晰地显示寰椎后弓的骨折。正位和侧位的断层片可以清楚地显示寰椎前后弓的骨折线。下颌颅顶位可显出寰椎环的骨折部位和侧块移位情况。

(2)CT:能精确显示骨折的部位和形态、移位的方向和程度。评估的关键在于必须对损伤后的稳定程度作出判断,寰椎骨折的稳定程度主要取决于横韧带和翼状韧带是否完整,正常人的寰齿间距为 3mm,如损伤后该间距增大,则提示合并齿状突骨折或横韧带断裂。

【治疗原则】

寰椎骨折的治疗目的在于恢复寰枕部的稳定性及其生理功能,解除神经压迫和防止迟发性损伤。单纯的寰椎后弓骨折仅需颈托固定便可愈合,值得注意的是这种骨折常伴有其他颈椎的损伤,最常见的是向后移位的Ⅱ型齿状突骨折和Ⅰ型创伤性枢椎前滑脱,在这种情况下,治疗主要针对这些损伤。对侧块骨折和Jefferson骨折,运用轴向牵引使骨折复位并维持4~6周,然后Halo支架外固定稳定。若效果不满意可考虑手术治疗,包括枕颈融合术或寰枢融合术。

三、寰枢椎脱位

颈椎屈曲损伤可发生寰枢脱位,寰椎随同枕骨向前脱位,系由寰椎横韧断裂致寰枢椎间不稳而脱位,此时齿突仍在原位,以致寰椎后弓与齿突之间压迫脊髓,故伴有脊髓损伤。寰枢旋转半脱位,系头部旋转损伤所致,分为四型。

Ⅰ型:寰枢椎旋转固定,不伴有寰椎向前移位,寰椎前弓与枢椎齿突间隙小于3mm,寰椎横韧带无断裂。枢椎齿突仍为旋转轴,寰枢椎旋转固定于正常旋转范围内。

Ⅱ型:寰枢椎旋转固定,寰椎向前移位3~5mm,伴有寰椎横韧带断裂。一侧侧块未受损,作为旋转轴,另一侧侧块向前移位,寰枢椎旋转超出正常旋转范围。

Ⅲ型:寰枢椎旋转固定,寰椎向前移位超过5mm,寰椎横韧带及其他辅助韧带均断裂。两侧侧块均向前移位,一侧移位较另一侧重。

Ⅳ型:寰枢椎旋转固定,寰椎向后侧移位,此型常发生于齿突缺如的患者。

【诊断标准】

1.临床表现　寰枢脱位的症状主要是枕颈部疼痛、活动障碍和脊髓受压症状。查体则可触及枢椎棘突特别突出和脊髓受压体征即四肢肌张力增高,腱反射亢进,病理反射阳性,浅反射消失和不同程度感觉运动障碍。寰枢旋转半脱位的表现是固定斜颈状态和枕颈区疼痛。

2.影像学检查　X线颅底侧位片上测量寰枢前结节后缘(A)与齿突前缘(D)的距离,正常成人 AD 间距(ADI)为 2~2.5mm,儿童稍大为 3mm,超过 5mm 肯定为脱位。寰枢椎旋转半脱位开口位像可见双侧寰椎侧块与枢椎体侧块关节的不对称,一侧正常,另一侧即脱位侧关节隙消失甚至重叠。CT 平扫在寰枢脱位可见齿突与前结节间距加大,而 CT 三维成像可显示清楚脱位情况。MRI 在寰枢脱位可显示脊髓受压及寰椎脱位程度。

【治疗原则】

1.寰枢脱位　寰椎横韧带和翼状韧带一旦断裂,即很难在原张力情况下愈合,即便横韧带愈合后,仍可出现寰枢脱位,因此保守治疗的效果不能巩固,而应选择手术治疗,即寰椎复位与寰枢融合。颅骨牵引,将颈肩部垫高,使枕部悬空,颅牵引力向顶向后,以使寰椎向后复位,一般牵引 3 周,寰枢椎间韧带愈合稍稳定后,进行寰枢椎固定融合术。也可在术中给予牵引复位,复位下经后路行寰枢椎融合术。

2.寰枢椎旋转半脱位　复位方法有:①手法复位,在无麻醉患者清醒下进行,患者仰卧,医者坐位,双手牵引下颌并夹住头部,在持续牵引下,将头从斜颈侧向正常位转动,有时可感到有复位感,头可维持在正常旋转中立位者,表明已复位,拍摄 X 线片证实,然后以轻重量(3~4kg)枕颌带牵引维持 3 周或石膏固定 3~4 周。②牵引复位,行颅骨牵引复位,3kg 持续牵引,待头正为复位标志。

对于较严重半脱位,横韧带断裂者,需在保守治疗后,进行颈椎稳定性检查,即照前屈后伸侧位 X 线片,如仍不稳定者,行寰枢椎融合。

四、枢椎齿状突骨折

枢椎齿状突骨折在成人颈椎损伤中较常见,约占颈椎损伤的 10%~18%,颈椎屈曲损伤并水平剪切力可致齿状突骨折,以前屈损伤为多见;侧方应力使寰椎侧块撞击亦可使齿状突骨折,后伸损伤可致齿状突骨折向后移位。

【诊断标准】

1.临床表现　枕部和颈后疼痛是最常见的临床症状,并有枕大神经分布区的放射痛。还可有颈部僵硬,活动受限尤其是旋转运动。合并有寰椎前脱位压迫脊髓者,出现脊髓受压迫症状,应加以重视。

2.影像学检查　X线检查是诊断齿状突骨折的主要手段和依据,包括上颈椎正侧位和开口位。断层片和CT扫描有助于进一步了解骨折的特性,若有神经症状可行MRI检查。齿状突骨折的类型,最常用的分类方法为Anderson分型,其根据骨折部位不同,分为以下几种类型:齿突尖部骨折为Ⅰ型,系翼状韧带附着点的撕脱骨折,故常在一侧;Ⅱ型为齿状突基底骨折称基底型,此型骨折易发生不愈合;Ⅲ型骨折经过枢椎体中,称为体型,按骨折线位置高低又分为浅型和深型骨折,深Ⅲ型较稳定,应给予保守治疗,浅Ⅲ型骨折靠近齿状突基底,其临床表现及治疗同Ⅱ型骨折。Ⅰ型约占4%,Ⅱ型最常见占65%,Ⅲ型占31%。

【治疗原则】

骨折类型是决定治疗的最重要因素。

1.Ⅰ型　齿状突间的斜行撕脱骨折,通常不伴有横韧带损伤,骨折本身较稳定,除非存在寰枕及寰枢关节不稳定的证据,一般给予颈围制动4周即可。

2.Ⅱ型　最常见,骨折线通过齿状突基底部,此型骨折尤其是最初移位>6mm,后方移位,年龄40岁,延迟诊断>3周,骨折成角>10°的患者不愈合率较高,需早期手术治疗。骨折又可按骨折线的方向分为水平和斜型骨折。前者首选前路齿状突螺钉固定(ASF),而对骨折线由后上行至前下的Ⅱ型骨折则首选Margel术。

3.深Ⅲ型　损伤较稳定,应给予保守治疗,无移位者,石膏固定6~8周,一般均可愈合,有移位者先行颅骨牵引复位,复位后,石膏固定8周或Halo支架复位与固定8周。浅Ⅲ型骨折靠近齿状突基底,临床表现及治疗同Ⅱ型骨折,应首选ASF手术。

4.年龄　＜7 岁的齿状突骨折称骺分离,对此类骨折应给予颈围等保守治疗,即使骨折未完全复位,在以后的发育中也能获得重塑。年轻齿状突骨折患者多伴多发伤,主张手术治疗,手术尽可能选择保留关节活动的 ASF 手术。年龄＞65 岁的患者,保守治疗不愈合率高、并发症多,主张手术治疗,且多选择后路寰枢椎融合术,首选 Magerl 术。

五、枢椎椎弓骨折

枢椎椎弓骨折,又称绞刑者骨折、枢椎椎弓根骨折或枢椎环骨折,还有称创伤性枢椎滑脱。枢椎椎弓骨折发病率仅次于齿状突骨折,约占颈椎骨折脱位的 7％,其损伤机制主要为后伸暴力。

【诊断标准】

1.临床表现　局部症状表现为枕颈部疼痛和压痛,头部活动受限。颈神经受损伤表现为枕大神经分布区域疼痛,合并颜面部及颈部损伤是另一个具有明显特征性的临床表现。软组织损伤多为下腭或颏部,表现为皮下瘀血和皮肤撕伤。因此部位椎管较宽大,其移位又是骨折前后两部分离性的,因此损伤脊髓和神经根者甚少,合并脊髓伤多造成严重的四肢瘫痪和呼吸困难,存活者极少。由于枢椎椎弓骨折多由严重外伤所引起,同时可并有颅脑或胸部损伤,于检查时应注意到,后者可能是更主要的死亡原因。

2.影像学检查　X 线颈椎侧位可显示枢椎椎弓骨折及前部移位情况,CT 可从横断层显示枢椎椎弓骨折部位,椎管是否扩大或有无骨片进入椎管,如有脊髓或神经根受累症状,则 MRI 可显示脊髓受压和脊髓本身的改变。MRI 中应观察椎前软组织影的变化,观察 C2～C3 椎间盘信号的变化,评估椎间盘韧带复合体的损伤。

Levine 和 Edwards 将骨折分为四型:Ⅰ型包括所有的无移位骨折和无成角且移位小于 3mm 的骨折;Ⅱ型为向前移位大于 3mm 且成角,Ⅱa 型是它的亚型,为轻度移位但有严重的成角;Ⅲ型为双侧椎弓断裂伴单或双侧小关节损伤,通常有严重的成角和移位。

【治疗原则】

枢椎椎弓骨折通常采用非手术治疗。Ⅰ型骨折中韧带和椎间盘组织无严重损伤,为稳定性骨折,一般用颈托固定 12 周可获愈合。Ⅱ型骨折程度较轻的(移位 3～6mm),用 Halo 牵引矫正成角,然后用 Halo 支架固定可获愈合;程度较重的(移位大于 6mm),需持续牵引 4～6 周以矫正成角和移位并达到初步骨性愈合,再用 Halo 支架固定 6 周方可愈合。值得注意的是Ⅱa 型骨折,虽然发生率很低,但由于创伤机制的不同,牵引会加大成角,故此型骨折应用 Halo 支架固定,在透视下给予温和的轴向压力以减小成角,复位后固定 12 周可以愈合。Ⅲ型骨折常伴有神经损伤,通常需要手术固定治疗,可行后路 C_1～C_3 固定术和双侧 C_1～C_2 的斜形钢丝固定术,亦可行前路 C2～C3 融合接骨板固定术。

六、下颈椎损伤

下颈椎损伤以 C_5、C_6 两节为最多,其次为 C_4、C_7,C_3 损伤甚少,骨折类型以压缩骨折和骨折脱位、爆裂骨折和骨折脱位较多。

(一)屈曲压缩型损伤

屈曲暴力伴垂直压缩外力的协同作用,可导致受力节段的椎体相互挤压引起椎体楔形骨折。这种损伤可在任何椎体发生,但多见于 C_4～6 椎体。屈曲首先发生于关节突关节,当垂直外力作用时,上下颈椎的终板相互挤压,致受压缩力大的椎体前部皮质压缩骨折,随之受累椎体的前缘松质骨也同时被压缩变窄,椎体垂直高度将减小。前柱受应力后被压缩或短缩,由于脊椎后结构承受张应力,最终可导致后方棘突间韧带的断裂,甚至间盘韧带复合体的损伤,暴力进一步进展,则可造成骨折椎体向后方的水平脱位。如果压缩骨折的椎体仅限于前柱即椎体前部,则椎管形态不会发生改变,脊髓也极少受到损伤。若合并椎间盘损伤并向椎管突出,则导致脊髓受压。

屈曲压缩损伤,根据暴力的大小及损伤的严重程度,分为五期。Ⅰ期:椎体前上缘受压缩;Ⅱ期:椎体前上方压缩,椎间盘可以轻度向前方挤压;Ⅲ期:在Ⅱ期的基础上,椎体出现冠状面的骨折,棘间韧带可以有部分撕脱;Ⅳ期:在Ⅲ期的基础上,出现上位椎体向后移位,突入椎管内,伴后纵韧带损伤,但移位小于 3mm;Ⅴ期:在Ⅳ期基础上,椎体向后移位超过 3mm,脊柱前后方韧带均发生断裂。

【诊断标准】

1.临床表现　颈项部疼痛,压缩骨折严重,骨折脱位或单纯脱位者,于颈部触诊可触及后突之棘突,压痛,有时还触及棘间隙增宽,合并脊髓损伤者,按神经学检查确定其损伤平面和损伤程度,此外还应注意有无合并颅脑损伤。

2.影像学检查　X线正侧位检查可显示颈椎骨折和(或)脱位程度,前楔形骨折。X线侧位片上,显示上椎板压缩,下椎板不压缩,这是与脊椎肿瘤的区别,后者常是上下椎板都压缩,骨折椎上位椎间隙也可稍窄,MRI 检查可见椎间盘有无突出,压迫脊髓的因素和脊髓本身的改变,对治疗有参考意义。

【治疗原则】

1.轻度压缩骨折是稳定的,但可致颈椎曲线变直,失去生理前凸,为此,单纯进行颅骨牵引治疗使压缩骨折张开并不容易,需使颈椎处于后仰位,在骨折平面以下垫枕,使颅后悬空后仰,借助前纵韧带牵张,使压缩骨折张开,一般牵引 3～5kg。

维持压缩骨折复位(张开)愈合,更不容易,一般脊椎骨折可在 2 个月愈合,卧床牵引 2 个月有时不易坚持,即便达到 2 个月,X 线侧位片压缩椎体已张开,但实际上压缩椎体的张开,其中间是空的,即松质骨压缩骨折后,牵引使上下骨板张开,但松质骨缺如,其填充愈合并能支持负载则需数月时间,结果常是去除牵引后,骨折完全愈合期间又发生骨痂收缩,在一定程度又变成前楔形,为防止此种畸形复发,用 Halo 支架维持 2 个月以上较牵引 2 个月为好,行 CT 检查可显示骨折张开、松质骨缺损情况。

2.如果发生脊髓压迫,则需要作进一步检查以确定致压原因,根据情况施行减压和稳定手术。通常采用切除损伤椎体减压及自体髂骨植入术,以恢复颈椎前柱高度和生理弯曲为目标,可同时应用内固定。

(二)垂直压缩型损伤

颈椎在中立位受到来自纵向的压缩性暴力作用,最为典型的是椎体的爆裂性骨折。这是一种很严重的椎体骨折,高处重物坠落打击或人体从高处跌落,头顶部撞击地面,是常见的致伤原因。

垂直压缩骨折根据其暴力损伤程度可以分为Ⅲ期:Ⅰ期为上终板骨折;Ⅱ期为上下终板压缩骨折;Ⅲ期暴力强度更大时,椎体骨折为爆裂,不但骨折块突向椎管内,造成脊髓损伤,同时还可能引起后方小关节、椎板和棘突的骨折。

【诊断标准】

1.临床表现 颈项疼痛,除该棘突压痛外,无棘突后突变形,可并有脊髓损伤。前脊髓损伤,中央脊髓损伤,完全或不全脊髓损伤均可发生,根据神经学检查确定。

2.影像学检查 颈椎侧位 X 线片,可见椎体爆裂骨折,其椎体矢径变长,有时可见椎体前部与后部裂开,正位片可见椎弓根距加宽,CT 可见椎体骨折情况及骨块突入椎管的程度,MRI 则显示椎体骨折,椎间盘压入椎体中及脊髓受压和本身改变。

【治疗原则】

治疗方法选择因爆裂骨折椎的稳定与否和是否压迫脊髓而异。稳定性爆裂骨折,无脊髓损伤者,可选择 Halo 支架固定治疗,或石膏背心固定 8 周。伴有椎体后方结构损伤的不稳定骨折,如无脊髓压迫,亦可选择 Halo 支架或石膏背心固定,特别是后方结构骨折者,一般均可获得愈合。爆裂骨折合并有脊髓损伤。爆裂骨折块向后移位突入椎管,损伤并压迫脊髓者,亦可伴有颈椎间盘突出压迫脊髓,对此种病例应行颈椎前路减压并融合。爆裂骨折系中柱前柱损伤,一般不适于后路减压手术,以免破坏颈椎的稳定性。

(三)屈曲牵张型损伤

颈椎遭受屈曲应力,同时存在头尾侧分离的牵张应力时,引发下颈椎的屈曲牵张损伤,常常不伴有明显的椎体骨折,但伴有后方韧带结构的损伤,暴力进一步增加可引发小关节突的脱位,椎间盘韧带复合体的断裂。根据暴力逐步增大,屈曲牵张型损伤分为四期:Ⅰ期,小关节半脱位,棘突间隙张开,椎体伴或不伴有骨折;Ⅱ期,Ⅰ期损伤同时合并旋转外力,导致单侧关节突脱位,后方韧带复合体通常无断裂,存在旋转畸形;Ⅲ期,双侧关节突脱位,椎体向前方滑移约下位椎体50%;Ⅳ期:上位椎体完全脱位于下位椎体前方。

在损伤节段水平面的两侧小关节突关节脱位是主要的病理变化。由于过度屈曲性暴力,在损伤节段运动单位的全部韧带结构,包括前纵韧带、后纵韧带、棘间韧带以及黄韧带和关节囊韧带等均遭撕裂,椎间盘也不例外,受累的椎体向前下方脱位。多数伴有关节突骨折,或椎体发生轻度压缩性骨折。椎体移位即在损伤节段的椎管形态遭受到挤压或剪切等机械作用损伤,严重则可造成脊髓完全横断性损伤。即使单侧关节突关节绞锁同样可造成双侧关节突的关节囊撕裂,前、后纵韧带,椎间盘及其他韧带结构破坏。由于脱位的关节突位于上关节突的前方,使椎间孔变形或狭窄,神经根容易遭到损伤。这种脱位被认为是颈椎损伤处于相对"稳定"状态,非脱位侧的两个关节突关节面彼此分离。这种不对称性脱位,使椎管在损伤平面发生变形,脊髓损伤时有发生。

【诊断标准】

1.临床表现　　单侧关节突脱位时可只有单纯颈部症状,只表现为颈部的局限性症状:①疼痛,强迫性头颈倾斜畸形;②颈椎伸屈和旋转功能受限。部分患者可存在脊髓和神经根损伤,表现相应脊髓节段的症状:①四肢瘫、下肢瘫或部分瘫痪;②神经根损伤者,表现该神经根分布区域皮肤过敏,疼痛或感觉减退。

双侧关节突脱位时,颈部局部表现为:①颈部疼痛,包括颈项前后部明显疼痛,颈部伸展、屈曲和旋转功能丧失;②头部呈强迫性固定并略有前倾畸形,颈部周围肌肉痉挛。这种特征,在颈部肿胀的条件下不易被发现;③压痛广泛,但以脱位节段的棘突和棘间隙及两侧肌肉最明显,同时,颈前部也有压痛;④在损伤节段水平,可在颈椎前方(颈内脏鞘之后)触及脱位的椎体突起,但在 C7 以下和 C3 以上因部位深在不易发现。多数合并脊髓损伤,伴有不同严重程度的瘫痪或伴有相应神经根疼痛。损伤位置在 C_4 以上者常合并有呼吸功能障碍,呼吸表浅、缓慢或丧失正常节律。因此,损伤早期可因呼吸衰竭死亡。

2.影像学检查

(1)单侧关节突脱位:X 线特征性表现是诊断的关键。侧位 X 线片典型征象是脱位的椎体向前移位距离为椎体前后径的 1/3 或 1/4,至多不超过 1/2,在脱位的椎体平面上,丧失了关节突关节的相互关系,脱位节段上方的关节突显示双重影。

(2)双侧关节突脱位:损伤节段椎体前移的距离,常为椎体前后径的 2/5 或 1/2,上位颈椎的下关节突位于下位颈椎上关节突的顶部或前方,两棘突间距离增大。前后位 X 线片,因多个骨性结构重叠,小关节相互关系显示并不十分清楚,但钩椎关节关系紊乱,其相互平行和对应关系及两椎体边缘相互重叠,经仔细辨认还是能够确定的。但是下颈椎的骨折脱位,有时由于肩部影像的阻挡,有时会导致漏诊,尤其在合并头颅外伤等的情况下。

CT 三维重建可以清楚的显示关节突的形态及脱位的状态、有无骨折等,间接地反映椎间盘韧带复合体(DLC)的状态;颈椎 MRI 可以清楚的显示 DLC 的状态,观察到脊髓的压迫情况。

【治疗原则】

颈椎屈曲牵张型损伤,因伴有 DLC 的损伤,故为不稳定型损伤,SLIC 评分均>4 分,故多需要手术治疗。颈椎脱位,不论单侧或双侧,脱位的椎间盘损伤,小关节囊和韧带断裂,棘间韧带,前、后纵韧带损伤,是不稳定的,治疗应达到两个目的,即复位与恢复稳定。

1.牵引复位　颅骨牵引复位,不论单侧或双侧脱位,脱位程度是脱位跳跃或绞锁,均可应用颅骨牵引复位,开始重量 3kg,逐渐加重,每隔 30~60 分钟,拍床边颈椎侧位片一次,至脱位复位,牵引体位开始颈椎稍屈曲,以利绞锁关节的开锁,待颈椎侧位片上绞锁状态已开锁,逐渐将头改后仰位,肩后部垫高,改成后伸牵引,至小关节完全复位,椎体序列恢复,即减轻牵引重量,在颈肌发达者牵引重量可达 10~15kg,大牵引重量不可过夜,只在白天,密切监视下进行牵引复位。合并有脊髓损伤者,牵引复位不应当加重脊髓损伤,特别是不全截瘫,应在牵引复位过程,密切观察上肢和下肢的截瘫平面和截瘫程度的改变。一旦复位,即减轻重量,防止过牵。

2.手法复位　单侧脱位可应用手法复位,以右侧脱位为例,患者仰卧,医者坐于床头,双手牵住患者下颌两侧,拇指夹住头部,给予轻牵引时,使头略前屈及右偏,即稍加重脱位,在此位上加大牵引力,并逐渐将头摆正渐渐后仰而松牵引,如能维持头位,可触摸棘突,如已无偏歪和后突则可能复位,行 X 线拍片检查确定。

3.手术治疗　非手术治疗时,脊髓损伤症状逐渐加重者;骨折脱位经非手术复位失败者,陈旧性骨折脱位伴有不全瘫痪,均具有手术指征;手术的目的在于彻底减压、纠正畸形、恢复椎管的解剖形态及重建颈椎的稳定性。下颈椎骨折脱位是否采用手术治疗,可依据 SLIC 评分系统来决定。目前手术的入路主要有前路、后路及前后联合 3 种方式。

(四)过伸型损伤

过伸型损伤主要发生于颈椎,此乃因头面部受伤所致,发生率可占颈椎损伤的 1/4,颈椎过伸损伤还因受伤时伴有牵拉或压缩力而不同,其最常见于车祸事故,当行进的汽车突然撞击在对方车或路旁电线杆或建筑,或突然刹车时,坐者之前进惯性使头面撞击前面挡风玻璃上或前坐背后,而躯干继续向前移动,则发生颈椎过伸损伤,跳水者头位和面部着池底也致颈椎过伸损伤。

颈椎过度伸展常伴有脊髓损伤。过度伸展时,脊髓可能被椎管后部皱褶的黄韧带与前部椎体后缘相互挤压致伤,导致以颈脊髓中央管为中心或脊髓前部的损伤,相应的临床表现为脊髓损伤中央综合征和前脊髓综合征。颈椎过伸型损伤随着暴力的增大,主要分为两期:Ⅰ期为前纵韧带撕裂,椎体前下角的撕脱骨折,椎间盘的撕裂,出现小关节突关节的半脱位;Ⅱ期,暴力进一步加大,造成上位椎体向后方的脱位。

【诊断标准】

1.临床表现　　中老年人较多见,颈项疼痛,前额面部损伤,表示可能为后伸损伤。伴棘突骨折者,压痛,伴有后脱位者,亦失去稳定而不敢活动。四肢神经学检查,可以了解脊髓损伤情况及类型。脊髓受损临床上常常表现为上肢瘫痪症状重于下肢,手部功能障碍重于肩肘部。感觉功能受累主要表现为温觉与痛觉消失,而位置觉及深感觉存在,此种现象称为感觉分离。严重者可伴有大便失禁及小便滞留等。

2.影像学检查　　外伤后早期 X 线侧位片对临床诊断意义最大,典型表现:椎前阴影增宽,损伤平面较高时主要表现为咽后软组织阴影增宽(正常为 4mm 以下);而损伤平面在 C_4 椎节以下时,则喉后软组织阴影明显增宽(正常不超过 13mm),但椎前软组织阴影正常并不能排除颈椎过伸性损伤的存在,一定要结合临床查体,必要时应该进行 MRI 检查。受损节段椎间隙前缘的高度多显示较其他椎节为宽,且上一椎节椎体的前下缘可有小骨片撕脱(约占 15%～20%)。大多数病例显示椎管矢状径狭窄,约半数病例可伴有椎体后缘骨刺形成。

【治疗原则】

1.非手术治疗　　一经确诊,即常规应用颈托加以保护 1～2 个月。如果伴有脊髓损伤,伤后 8 小时之内使用甲基强的松龙冲击疗法。牵引目的是使颈椎损伤节段得到制动,略屈曲位有益颈椎椎前结构愈合,后结构例如折皱的黄韧带舒展并恢复常态。神经症状越轻恢复越快且全面,通常下肢最先开始恢复,最早于伤后 3 小时即见恢复,其次是膀胱功能，上肢恢复最迟，手部功能恢复最差，常因脊髓损伤波及前角细胞，致手内在肌萎缩，而残留某种功能障碍。其他类型脊髓损伤，同样取决于损伤的严重程度。

2.手术治疗　颈椎过伸性损伤常合并颈椎退变增生、颈椎后纵韧带骨化等，由于颈椎损伤而诱发发病，非手术治疗常收效甚微。因此，选择性手术减压为功能恢复创造了良好的条件。

（1）适应证：脊髓损伤后经非手术治疗无明显效果并确定有准确损伤节段；影像学检查 X 线、CT 或 MRI 有明显骨损伤并对脊髓有压迫者；临床症状持续存在，在保守治疗过程中有加重趋势；合并颈椎病变和后纵韧带骨化，因外伤而诱发者，待病情稳定后行手术治疗。

（2）手术方法：根据脊髓致压物的部位和范围，选择适宜的入路和减压方法。以前方为主的压迫，如单个或少数节段宜施行前路减压；以后方为主的压迫或广泛的后纵韧带骨化的前方压迫，应选择后路减压。

（五）颈椎附件骨折

椎板骨折

颈椎椎板骨折很少单独存在，多伴随椎体、关节突关节和棘突骨折。颈椎在遭受过伸暴力作用时，致上下位椎板之间相互猛烈撞击而引起骨折。骨折部分多发生在关节突后至棘突之间，骨折线呈斜形。好发于颈椎退变的中老年人，但也会发生于青壮年。直接暴力造成的椎板骨折，多见于战时的火器性损伤，如子弹和弹片伤，这种高速投射物致伤都很严重，多合并颈椎其他结构的损伤。锐器（如刀尖或金属锐器等）直接刺入致椎板骨折，平时或战时都可见，两者同属开放性损伤。椎板骨折片陷入椎管导致脊髓损伤，但致伤物直接对脊髓损伤更多见，也更严重。

【诊断标准】

临床主要表现为局部疼痛和颈部活动受限。如合并脊髓损伤则表现出相应的临床症状和体征。合并后脊髓损伤很少见，可见于椎板骨折下陷压迫脊髓后部,感觉障碍主要表现为深感觉丧失,其较运动障碍严重。X线常常不能清楚地显示损伤部位,只能在清晰的侧位 X 线片上可见椎板骨折,前后位片由于骨性组织重叠无法辨认。CT 扫描为这类损伤的诊断提供了极为有用的根据。

【治疗原则】

1.牵引和制动　单纯椎板骨折对颈椎的稳定性并无影响。采用牵引和制动以减轻组织损伤性疼痛,并防止骨折片移位。枕颌带牵引,取正中位,重量2～3kg 即可。2～3 周后改用颈领或头颈胸石膏固定。对于新鲜开放性损伤,宜按其创口情况作清创处理后,再作牵引制动。

2.手术治疗　合并脊髓损伤者,必须准确确定损伤节段。在早期应用大剂量甲基强的松龙治疗的同时,行椎板压陷骨折的复位或椎板切除减压。若全椎板切除,则颈椎间盘韧带复合体破坏,可行侧块内固定,若仅切除半侧椎板则无需固定。减压取颈后路,并行椎管内脊髓探查。如合并椎体损伤则需前路手术切除致压物,视椎板骨折状况决定是否施行后路手术。

棘突骨折

单纯棘突骨折比较少见,有时合并椎体或其他附件骨折。以 C6～C7 棘突骨折多见。该骨折常见于铲土工和矿工,故亦称之为"铲土工"骨折。

由于颈椎突然过屈所致。当头颈部被重物打击,而致颈椎猛烈屈曲时,在外力作用之下的棘突和肌肉发生强烈地对抗性牵拉时,即可造成棘突撕脱骨折。当人挥动铁铲时,突然、猛烈的用力,使肩胛肌剧烈收缩并与斜方肌等形成不协调的收缩,引起棘突骨折。骨折多为一个棘突,有时为两个棘突骨折。

【诊断标准】

1.临床表现　因棘突骨折损伤不累及椎管和椎间孔,故极少伴有脊髓和神经根损伤。但必须注意损伤机制中有可能引起椎体骨折和脱位。多以局部疼痛、肿胀和颈椎活动受限为主要表现。压痛局限于骨折处,有时可触及活动的棘突。肿胀较明显,范围也扩散到整个颈后部,并可见皮下瘀血。查体时应关注有无椎前疼痛,及气管推挤痛等。

2.影像学检查　侧位及正位 X 线片上显示棘突骨折。骨折线自上斜向下方,骨折的棘突向下方移位并与上位棘突分离。还应观察椎间隙有无张开,椎前软组织影有无增宽,DLC 有无损伤。

【治疗原则】

移位者,应用枕颌带牵引,取颈椎略伸展位。牵引目的在于放松颈部肌肉,并使骨折复位。牵引重量宜在 2～3kg 之间。复位后用颈托固定。因颈后肌肉丰厚,棘突骨折端接触面积又小,相当多棘突尖部骨折延迟愈合或不连接,引起持久颈部不适,甚至影响工作和生活。因此.对一些症状严重者可施手术切除,同时修复棘间韧带和项韧带。

钩突骨折

钩突骨折多由颈椎受到侧屈暴力所致,当颈椎遭受到侧方屈曲或垂直暴力作用时,一侧钩椎关节受到张应力而分离,而另一侧受到旋转及压应力或旋转撞击作用,可造成骨折。严重者该侧椎体也可引起压缩骨折。颈椎钩椎关节的钩突骨折并非少见,但从前对该损伤的认识不足,常被忽略。这种不对称的骨折,常伴有数种附件骨折,如椎弓、关节突等,但极少有移位或仅轻度移位。骨折片如进入椎间孔则产生神经根损伤,但较少合并脊髓损伤。

【诊断标准】

当患者遭受明显屈曲、垂直和旋转暴力损伤时,若存在椎体脱位或骨折脱位,应注意观察钩突影像学表现;凡颈椎损伤后有急性神经根性疼痛或神经根支配区功能改变,都应考虑钩突骨折的可能。

【治疗原则】

治疗方法的选择应视骨折的具体情况。轻度骨折可采用颈托固定;有移位骨折,应用枕颌带牵引复位,并以颈托固定。经非手术治疗仍表现损伤节段不稳者,应作前路减压,消除血肿,切除骨折的钩椎关节,并作椎体间融合术。

第二节　骨盆骨折

一、概述

　　骨盆位于躯干与下肢之间,是负重的主要结构;同时盆腔内有许多重要脏器,骨盆对之起保护作用。骨盆骨折可造成躯干与下肢的桥梁失去作用,同时可造成盆腔内脏器的损伤。随着现代工农业的发展和交通的发达,各种意外和交通事故迅猛增加,骨盆骨折的发生率也迅速增高,在所有骨折中,骨盆骨折占 1‰～3‰,其病死率在 10% 以上,是目前造成交通事故死亡的主要因素之一。

二、应用解剖

(一)骨盆的构成

　　骨盆环由 2 块髋骨和 1 块骶骨组成。后方由左右骶髂关节连接,前方由耻骨联合连接。骨盆因界线分为大骨盆和小骨盆 2 部分。界线呈环形,由岬及其两侧的骶骨、弓状线、耻骨梳和耻骨嵴以及耻骨联合上缘构成。大骨盆位于界线的前上方,较宽大;小骨盆位于界线的后下方。小骨盆具有上、下 2 口:骨盆上口由界线围成;骨盆下口高低不齐,由尾骨、骶结节韧带、坐骨结节、耻骨下支和耻骨联合下缘围成。

　　1.骶骨　正位观,上宽下窄,呈倒三角形;侧位观,向后隆突,呈弧形。中上部两侧,各有宽大的关节软骨面,为"耳状"关节面。骶骨上面,中央为一平坦卵圆形骨面。借纤维软骨与腰 5 椎体相连,构成腰骶关节。骶骨前面,光滑略凹,其上缘中份隆凸,称为岬。其有 4 对骶前孔与椎管相连,骶神经前支由此穿入骨盆。骶骨后面,粗糙隆突,有 4 对骶后孔,骶神经后支由此穿出。骶骨尖,前后扁平,借骶尾联合与尾骨相连。

2. 髋骨　为大而不规则之扁骨。由 3 个基本部分——髂骨、坐骨和耻骨组成。在幼年时期,此三骨各为独立骨。16 岁以后,三骨逐渐融合为一体。在三骨融合处之外侧面,即髋臼,与股骨头共同构成髋关节。在髂骨后端有一耳状关节软骨面,与骶骨耳状关节面相连接构成骶髂关节。在耻骨上下支移行处的内侧有一粗糙骨面,名为耻骨联合面。借纤维软骨板与对侧同名面构成耻骨联合。

3. 骶髂关节　由骶骨与髂骨之耳状面连接而成。此关节具有一般关节结构,但较特殊,不是一个运动关节,其关节面方向是由后内侧斜向前外侧;而且在髂骨侧关节面上有一纵行曲嵴;骶骨侧关节面上有一对应的曲沟。关节面凹凸不平,但彼此嵌合紧密。关节囊紧贴关节面,极为坚韧。关节韧带也很坚强。关节周围共有 6 条韧带纵横交错、坚韧有力的韧带加固,使关节更加稳定。前侧有扁平坚韧的骶髂前韧带,横越骶骨与髂骨前面,并将其紧密地连接在一起,以阻挡髂骨外旋和垂直式应力;在关节的后面,有骶髂后长韧带、后短韧带,其主要作用是阻挡剪应力及髂骨内旋;关节的后上方,骶骨粗隆间的大骨缝内有骶髂间韧带。此韧带为许多短而极为坚韧的纤维,将骶骨与髂骨紧密地连接一起,形成关节后侧主要的力学稳定结构。人体除卧位状态外,所承受的大部分体重不单纯靠滑膜关节本身,而主要靠骶髂关节的纤维部分,即骶髂间韧带。因此骶髂关节是一个双重结构,即由滑膜关节部分及纤维连接(骶髂间韧带)2 部分组成。在骶髂关节下部两侧还有 2 条重要的辅助韧带,即骶棘韧带及骶结节韧带。前者从骶骨外侧至坐骨棘,为一条坚韧纤维带,其作用是限制髂骨内旋;后者从骶髂关节后面至坐骨结节垂直于骶棘韧带,其主要作用是限制垂直剪力作用于半侧骨盆。在骶髂关节上部被后上方的骶髂间韧带稳定后,此二韧带的共同作用可防止负重时骶骨下端向后翘起,有助于骶髂关节稳定,对抗骶骨在矢状面上向前旋转。而负重越大,越保持紧张,使关节形成一个自锁系统。另外,骶髂关节的骨性结构也很特殊,骶骨上宽下窄,犹如一个楔子,并与二髂骨之间,负重越大越保持紧密。总之,骶髂关节由于结构上的特殊,非常稳固,活动范围极微,仅有很小的旋转活动,以缓冲由脊柱到下肢或由下肢至脊柱的冲击力及震荡。由于关节韧带极为坚强有力,故临床上单纯骶髂关节脱位极为少见。

4.耻骨联合　耻骨联合由两侧耻骨之联合面借纤维骨板连接而成,形似关节,并非关节,其结构如同一个椎间关节。两侧耻骨联合面表面粗糙,被覆一薄层透明软骨。其间由纤维软骨板将两骨紧密连接在一起。在纤维软骨板之内部,有一矢状位狭窄的腔,称为耻骨联合腔,但无关节滑膜衬于其内。除纤维软骨外,其周围还有坚强的弓状韧带连接。将耻骨联合上、下方及两侧的耻骨紧密地连接在一起。使耻骨联合更加坚强,以适应负重时承受之张力、压力及剪式应力,除女性分娩过程外中可有轻微的分离外,一般没有活动。故当遭受外力作用时,常可引起耻骨支骨折,而不易发生耻骨联合分离。

(二)盆腔及其脏器

盆腔系小骨盆上下口之间的腔隙。前壁为耻骨联合及邻近的耻骨部分;后壁为骶、尾骨及梨状肌,两侧壁为髋臼、坐骨上支与骶棘韧带、骶结节韧带。腔的骨部有成对有肛提肌及尾骨肌及其上下筋膜,形如吊床横越盆腔,张于盆腔之间,向下形成漏斗状腔。而此肌及其上下筋膜层,即盆膈;盆膈封闭骨盆下口,形成盆底。盆膈前方并不完全合拢,有一三角形盆膈裂孔,另由会阴部尿生殖膈将其封闭加固。盆膈的功能是在直立位时承托与固定其上方之盆内脏器,并与腹内压、排便等功能动作有密切关系。穿过盆膈至会阴开口于外界的结构为直肠。穿过尿生殖膈的结构,男性为尿道,女性为尿道和阴道。

1.盆腔内脏器　由盆腹膜腔、盆腹膜下腔和盆皮下腔 3 层组成。

(1)盆腹膜腔:是腹膜腔向下延续,下突至小骨盆内部分。容纳腹膜内直肠和进入盆腔内的一部分小肠、结肠等。女性还有子宫颈及附件和阴道的最上部。

（2）盆腹膜下腔：是腹膜以下，盆膈筋膜以上的腔隙。内纳膀胱与直肠的腹膜外部分，有前列腺、精囊、输精管、输尿管的盆部。女性还有子宫颈和阴道的上部。此外，还有血管、神经、淋巴管、淋巴结等。

（3）盆皮下腔：在盆膈筋膜以下和皮肤之间，相当于会阴部。前为尿生殖器官，男性为尿道，女性为尿道及阴道。后部为直肠末端。

2.盆腔内血管　主要为髂内动静脉及其分支。

（1）动脉：髂内动脉在骶髂关节处自髂总动脉分出后，循骨盆内向下入骨盆腔，在坐骨大孔（或梨状肌）上缘先分成前、后2干。后干为壁支，前干除分出壁支外，还有供应盆内脏器及外生殖器的脏支。

1）后干：较短，分支有髂腰动脉、骶外侧动脉和臀上动脉。

①髂腰动脉：从后干发出后朝外上方行走；经闭孔神经与髂腰干之间，穿行于腰大肌内侧缘至该肌深面分支。分支供应腰方肌、髂腰肌、髋骨和脊髓等。

②骶外侧动脉：从髂内动脉后干发出后，沿骶骨盆面经骶前孔的骨侧下降，分布于梨状肌、肛提肌、臀肌和脊髓等。

③臀上动脉：为后干最大的分支，该动脉经腰骶干第一骶神经之间，穿梨状肌上孔进入臀部。臀上动脉分浅深2支，浅支分布至臀大肌；深支伴臀上神经走行于臀中肌、臀小肌之间，分布至臀中肌、臀小肌。

2）前干：在骶丛及梨状肌前方向梨状肌下缘发出若干分支。

①脐动脉：发自髂内动脉前干，走向下内方，其内段闭锁延续为脐内侧韧带，其近段发出数条小支，称为膀胱上动脉，分布于膀胱尖及膀胱体。

②闭孔动脉：沿骨盆侧壁向前下行走，在行径中与闭孔神经伴行，穿闭膜管出盆腔，至股内侧部。分支营养内收肌群、股方肌和髋关节等。闭孔动脉在穿闭膜管之前可发出一耻骨支，可与膜壁下动脉的闭孔吻合，形成异常的闭孔动脉。

③膀胱下动脉：分支分布于膀胱底、精囊腺、前列腺和输尿管下段，在女性有分支至阴道壁。

④直肠下动脉：主要分布于直肠下部，在男性还发出分支至精囊腺和前列腺，在女性则有分支至阴道。

⑤子宫动脉：沿盆腔侧壁向下方行走，进入子宫阔韧带两层之间，跨过输尿管的前上方，近子宫颈处发出阴道支分布于阴道，其本干沿子宫侧缘向上行至子宫底，分支分布于子宫、输卵管和卵巢，并与卵巢动脉吻合。

⑥阴部内动脉：从前干发出后，朝向后下方沿臀下动脉的前方下降，穿梨状肌下孔出盆腔，又经坐骨小孔入坐骨直肠窝。在坐骨直肠窝的侧壁发出分支至肛门、会阴和外生殖器。

⑦臀下动脉：是前干发出的最大分支。沿梨状肌下方和坐骨神经骨侧下行，其分支除了发出分支供应臀大肌外，还发出分支与股深动脉的旋股骨侧动脉、旋股外侧动脉及股深动脉的第1穿支构成"十"字吻合。

盆部的动脉除髂内动脉各分支外，尚有来自腹主动脉末端的骶中动脉、肠系膜下动脉的终末支——直肠上动脉以及来自腹主动脉的精索内动脉，女性为卵巢动脉。

（2）静脉：盆腔静脉在坐骨大孔的稍上方汇合成髂内静脉。伴随同名动脉的后内侧上行至骶髂关节的前面与髂外静脉汇合成髂总静脉。髂内静脉的属支分为壁支和脏支。

1）壁支：包括臀上静脉、臀下静脉、骶外侧静脉和骶正中静脉，主要收集同名动脉分布区的静脉血。

2）脏支：多在内脏周围形成静脉丛，包括膀胱静脉丛、子宫阴道静脉丛、阴部内静脉丛和直肠静脉丛。各静脉丛间互相交通，但丛内缺乏静脉。

（3）盆腔的神经：包括骶丛、腰丛的分支闭孔神经以及盆部的自主神经。

1）骶丛：是人体最大的神经丛，位于骨盆后壁、盆筋膜后面、梨状肌的前方。由第 4 腰神经前支一部分与第 5 腰神经前支合成腰骶干，腰骶干再与第 1 至第 5 骶神经前支和尾神经的前支在梨状肌前方合成。骶丛略呈三角形，尖向坐骨大孔下部集中形成 2 条终末支——坐骨神经及阴部神经，它们穿出孔后支配会阴及下肢。

由骶丛根发出的分支：

①肌支：支配梨状肌、肛提肌、尾骨肌。

②盆内脏神经：由第 2 至第 4 骶神经前支出来的副交感神经纤维参加盆丛，支配盆腔脏器。

由骶丛盆面发出的分支：

①闭孔内肌神经：在坐骨神经与阴部神经之间经梨状肌下孔出盆。

②股方肌神经：先行于坐骨神经的盆面，然后随坐骨神经出盆。

由骶丛向背面发出的分支：

①臀上神经（L5 至 S1）：从梨状肌上孔出盆后支配臀中肌、臀小肌和阔筋膜张肌。

②臀下神经（L5 至 S2）：从梨状肌下孔出盆，主要支配臀大肌。

③股后皮神经（S1 至 S2）：与臀下神经共同经坐骨神经后方出盆，主要支配股后区皮肤和臀区皮肤。

④坐骨神经（L4 至 S3）：自梨状肌下方出盆。

骶丛由于位置关系，损伤机会较少，但可能由于脊髓及马尾的病变、骨盆骨折、骶髂关节脱位、骨盆肿瘤等因素可引起骶丛损伤。

2）闭孔神经：盆腔躯体神经除骶、尾丛外，还有来自腰丛的闭孔神经。该神经起自第 2 至第 4 腰神经的前支，自腰大肌内缘下行入盆，沿盆壁在闭孔血管的上方向前；穿闭膜管至股部，支配股内收肌群及股内侧的皮肤。闭孔神经可因脊髓和腰丛的病变、盆腔肿瘤等原因而损伤。该神经损伤可引起内收肌群瘫痪，大腿不能内收、外旋无力等症状。

3）自主神经：盆腔交感干位于骶前孔内侧，每侧有 3～4 个骶交感干神经节。左右交感干在尾椎前方相互汇合终于奇神经节。骶交感神经节后纤维加入盆丛,伴随髂内动脉的分支形成许多小丛,分布至盆腔脏器。盆腔的副交感神经位于脊髓的第 2 至第 4 骶节内,发出的节前纤维伴随相应的骶神经前孔,然后离开骶神经构成盆内脏神经。

三、骨盆生物力学

骨盆上与腰椎相连,下借髋臼与下肢骨骼相连,是躯干与下肢间的桥梁。其功能除作为骨盆内外诸肌的起点和保护盆腔外,主要是借其弓形结构,在站立或坐位时支持重量。我们把骨性骨盆结构设想为拱顶结构,此拱顶由骶骨与双侧髂骨形成,而股骨及坐骨在地上作为拱脚,两脚在耻骨联合处相连接。以髋臼为界可将骨盆环分为前后 2 部。

1.骨盆前部　两侧耻骨上下支与耻骨联合构成联结弓,与两侧承重之主弓相联结。其主要作用是稳定和加强承重主弓,防止人体负重时承重的主弓的中线靠拢和向两侧分离。

2.骨盆后部　承重弓是支持体重的主要部分。其通过 2 个负重的主弓来完成。骶骨是 2 个主弓的汇合点。立位时,来自躯干的重力,向下传递等量分布至两侧骶髂关节、髂骨后部增厚部分,再向下传递至髋臼及股骨形成立位时的股骶弓。

3.坐骶弓　坐位时重力由骶骨经骶髂关节,向下传递至髂骨后部,再向下经坐骨上支,抵坐骨结节形成坐位时负重的坐骶弓。

骨盆骨骼的分布与排列适应其生物力学特点。骨盆后侧,骨质增厚坚强,不易骨折;而前侧弓比较薄弱,远不如承重弓坚强,因此,当遭受外力作用时,前面的联合副弓先骨折,然后波及主弓。主弓骨折时,副弓多同时骨折。

骨盆环的稳定除依赖于骨结构外,同时也依赖于坚强的韧带结构。

四、骨盆骨折的创伤机制

引起骨盆骨折的暴力主要有以下 3 种方式：

1.直接暴力　由于压砸、碾轧、撞挤或高处坠落等损伤所致骨盆骨折，多系闭合伤，且伤势多较严重，易并发腹腔脏器损伤及大量出血、休克。

2.间接暴力　由下肢向上传导抵达骨盆的暴力，因其作用点集中于髋臼处，故主要引起髋臼中心脱位及耻、坐骨骨折。

3.肌肉牵拉　肌肉突然收缩致使髂前上棘、髂前下棘及坐骨结节骨折。

五、骨盆骨折的分类

由于解剖上的复杂性，骨盆骨折有多种分类，依据不同的标准，可有不同的分法。如依骨折的部位分为坐骨骨折、髂骨骨折等；依骨折稳定性或是否累及骨盆负重部位而分为稳定与不稳定骨折；依致伤机制及外力方向分为前后受压及侧方受压骨折；依骨折是否开放分为开放或闭合骨折。目前主要的分类方法有：

1.Tile 分型　Pennal 等于 1980 年提出了一种力学分型系统，将骨盆骨折分为前后压缩伤、侧方压缩伤和垂直剪切伤。Tile 于 1988 年在 Pennal 分型的基础上提出了稳定性概念，将骨盆骨折分为：A 型（稳定）、B 型（旋转不稳定但垂直稳定）、C 型（旋转、垂直均不稳定），这一分型系统目前被广泛应用。骨盆环损伤的分型如下：

A 型：稳定型（后方弓完整）

A1：撕脱损伤

A2：直接暴力引起的髂骨翼或前弓骨折

A3：骶骨部横行骨折

B 型:部分稳定型(后弓不完全损伤)

B1:翻书样损伤(外旋)

B2:侧方加压损伤(内旋)

B2-1:同侧前方或后方损伤

B2-2:对侧(桶柄状)损伤

B3:双侧

C 型:不稳定(后弓完全损伤)

C1:单侧

C1-1:髂骨骨折

C1-2:骶髂关节骨折—脱位

C1-3:骶骨骨折

C2:双侧,一侧为 B 型,一侧为 C 型

C3:双侧

A 型:可进一步分为 2 组。A1 型骨折为未累及骨盆环的骨折,如髂棘或坐骨结节的撕脱骨折和髂骨翼的孤立骨折;A2 型骨折为骨盆环轻微移位的稳定骨折,如老年人中通常由低能量坠落引起的骨折。

B 型:表现为旋转不稳定。B1 型骨折包括"翻书样"骨折或前方压缩损伤,此时前骨盆通过耻骨联合分离或前骨盆环骨折而开放,后骶髂的骨间韧带保持完整。Tile 描述了这种损伤的分期。第一期,耻骨联合分离小于2.5cm,骶棘韧带保持完整;第二期,耻骨联合分离>2.5cm,伴骶棘韧带和前骶髂韧带破裂;第三期,双侧受损,产生 B3 型损伤;B2-1 型骨折为有同侧骨折的侧方加压损伤;B2-2 型骨折有侧方加压损伤,但骨折在对侧,即"桶柄状"损伤,韧带结构通常不因伴骨盆内旋而遭到破坏。

C 型:旋转和垂直均不稳定。包括垂直剪切损伤和造成后方韧带复合体破坏的前方压缩损伤。C1 型骨折包括单侧的前后复合骨折,且依后方骨折的位置再分为亚型;C2 型骨折包括双侧损伤,一侧部分不稳定,另一侧不稳定;C3 型骨折为垂直旋转均不稳定的双侧骨折。Tile

分型直接与治疗选择和损伤的预后有关。

2.Burgess 分类　　1990 年，Burgess 和 Young 在总结 Pennal 和 Tile 分类的基础上，提出了一个更全面的分类方案，将骨盆骨折分为侧方压缩型（LC）、前后压缩型（APC）、垂直压缩型（VS）、混合型（CM）。APC 与 LC 每型有 3 种损伤程度。APC-Ⅰ型为稳定型损伤，单纯耻骨联合或耻骨支损伤。APC-Ⅱ型损伤为旋转不稳定合并耻骨联合分离或少见的耻骨支骨折，骶结节、骶棘韧带及骶髂前韧带损伤。APC-Ⅲ型损伤常合并骶髂后韧带断裂，发生旋转与垂直不稳定。LC-Ⅰ型损伤产生于前环的耻坐骨水平骨折以及骶骨压缩骨折。所有骨盆的韧带完整，骨盆环相当稳定。LC-Ⅱ型损伤常合并骶后韧带断裂或后部髂嵴撕脱。由于后环损伤不是稳定的嵌插，产生旋转不稳定。骨盆底韧带仍然完整，故相对垂直稳定。LC-Ⅲ型损伤又称为"风卷样"骨盆。典型的滚筒机制造成的损伤首先是受累侧骨盆因承受内旋移位而产生 LC-Ⅱ型损伤。当车轮碾过骨盆对侧半骨盆时其产生外旋应力（或 APC）损伤。损伤方式不同，典型的损伤方式为重物使骨盆滚动所造成。垂直剪切损伤（VC）为轴向暴力作用于骨盆，骨盆的前后韧带与骨的复合全部撕裂。髂骨翼无明显外旋，但其向上和向后移位常见。混合暴力损伤（CMI）为由多种机制造成的损伤。此分类系统对临床处理上有 3 点意义：①提醒临床医师注意勿漏诊，特别是后环骨折；②注意受伤局部与其他合并伤的存在并预见性地采取相应的复苏手段；③能使得临床医师根据伤员总体情况和血流动力学状况以及对病情准确认识，选择最适合的治疗措施，从而降低病死率。

3.Letournel 分类　　Letournel 将骨盆环分为前、后 2 区域。前环损伤包括单纯耻骨联合分离、垂直骨折线波及闭孔环或邻近耻骨支、髋臼骨折。后环损伤的特征为：

（1）经髂骨骨折未波及骶髂关节。

（2）骶髂关节骨折脱位伴有骶骨或髂骨翼骨折。

（3）单纯骶髂关节脱位。

（4）经骶骨骨折。

4.Dennis 骶骨解剖区域分类

Ⅰ区：从骶骨翼外侧至骶孔，骨折不波及骶孔或骶骨体。

Ⅱ区：骨折波及骶孔，可从骶骨翼延伸到骶孔。

Ⅲ区：骨折波及到骶骨中央体部，可为垂直、斜形、横形等任何类型，全部类型均波及骶骨及骶管。

此种分类对合并神经损伤的骶骨骨折很有意义。Ⅲ区骶骨骨折其神经损伤发生率最高。

六、临床表现和诊断

（一）临床表现

1.全身表现　主要因受伤情况、合并伤、骨折本身的严重程度及所致的并发症等的不同而不尽相同。

低能量致伤的骨盆骨折，如髂前上棘撕脱骨折、单纯髂骨翼骨折等，由于外力轻、无合并重要脏器损伤、骨折程度轻及无并发症的发生，全身情况平稳。高能量致伤的骨盆骨折，特别是交通事故中，由于暴力大，受伤当时可能合并颅脑、胸腹脏器损伤，且骨折常呈不稳定型，并发血管、盆腔脏器、泌尿生殖道、神经等损伤，可出现全身多系统损伤的症状体征。严重的骨盆骨折可造成大出血，此时主要是出血性休克的表现。

2.局部表现　不同部位的骨折有不同的症状和体征。

（1）骨盆前部骨折的症状和体征：骨盆前部骨折包括耻骨上、下支骨折，耻骨联合分离，坐骨支骨折，坐骨结节撕脱骨折。此部骨折时腹股沟、会阴部耻骨联合部及坐骨结节部疼痛明显，活动受限，会阴部、下腹部可出现瘀斑，伤侧髋关节活动受限，可触及异常活动及听到骨擦音。骨盆分离、挤压试验呈阳性。

（2）骨盆外侧部骨折的症状和体征：包括髂骨骨折，髂前上、下棘撕脱骨折。骨折部局部肿胀、疼痛、伤侧下肢因疼痛而活动受限,被动活动伤侧肢可使疼痛加重,局部压痛明显,可触及骨折异常活动及听到骨擦音。髂骨骨折时骨盆分离、挤压试验呈阳性,髂前下棘撕脱骨折可有"逆行性"运动,即不能向前移动行走,但能向后倒退行走。

（3）骨盆后部骨折的症状和体征:包括骶关节脱位、骶骨骨折、尾骨骨折脱位。症状和体征有骶髂关节及骶骨处肿胀、疼痛,活动受限,不能坐立翻身,严重疼痛剧烈,局部皮下淤血明显。"4"字试验、骨盆分离挤压试验呈阳性(尾、骶骨骨折者可阴性)。骶髂关节完全脱位时脐棘距不等。骶骨横断及尾骨骨折者肛门指诊可触及尾、骶骨异常活动。

（二）诊断

1.外伤史　询问病史时应注意受伤时间、方式及受伤原因、伤后处理方式、液体摄入情况、大小便情况。对女性应询问月经史、是否妊娠等。

2.症状　见临床表现。

3.体格检查

（1）一般检查:仔细检查患者全身情况,确明是否存在出血性休克、盆腔内脏器损伤,是否合并颅脑、胸腹脏器损伤。

（2）骨盆部检查:①视诊:伤员活动受限,局部皮肤挫裂及皮下淤血存在,可看到骨盆变形、肢体不等长等。②触诊:正常解剖标志发生改变,如耻骨联合、髂嵴、髂前上棘、坐骨结节、骶髂关节、骶尾骨背侧可发现其存在触痛、位置发生变化或本身碎裂及异常活动,可存在骨擦音,肛门指诊可发现尾骶骨有凹凸不平的骨折线或存在异常活动的碎骨片,合并直肠破裂时,可有指套染血。

（3）特殊试验:骨盆分离、挤压试验阳性,表明骨盆环完整性破坏;"4"字试验阳性,表明该侧骶髂关节损伤。特殊体征:Destot 征——腹股沟韧带上方下腹部、会阴部及大腿根部出现皮下血肿,表明存在骨盆骨折,Ruox 征——大转子至耻骨结节距离缩短,表明存在侧方压缩骨折,Earle 征——直肠检查时触及骨性突起或大血肿且沿骨折线有压痛存在,表明存在尾骶骨骨折。

4.X线检查　X线是诊断骨盆骨折的主要手段,不仅可明确诊断,更重要的是能观察到骨盆骨折的部位、骨折类型,并根据骨折移位的程度判断骨折为稳定或不稳定及可能发生的并发症。一般来说,90%的骨盆骨折仅摄骨盆前后位X线片即可诊断,然而单独依靠正位X线片可造成错误判断,因为骨盆的前后移位不能从正位X线片上识别。在仰卧位骨盆与身体纵轴成40°～60°角倾斜,因此骨盆的正位片对骨盆缘来讲实际上是斜位。为了多方位了解骨盆的移位情况,Pennal建议加摄入口位及出口位X线片。

(1)正位:正位的解剖标志有耻骨联合、耻坐骨支、髂前上、下支、髂骨嵴、骶骨棘、骶髂关节、骶前孔、骶骨岬及 Ls 横突等,阅片时应注意这些标志的改变。耻骨联合分离>2.5cm,说明骶棘韧带断裂和骨盆旋转不稳;骶骨外侧和坐骨棘撕脱骨折同样为旋转不稳的征象;L5 横突骨折为垂直不稳的又一表现。除此之外,亦可见其他骨性标志,如髂耻线、髂坐线、泪滴、髋臼顶及髋臼前后缘。

(2)出口位:患者取仰卧位,X线球管从足侧指向骨盆部并与垂直线成40°角投射,有助于显示骨盆在水平面的上移及矢状面的旋转。此位置可判断后骨盆环无移位时存在前骨盆环向上移位的情况。出口位是真正的骶骨正位,骶骨孔在此位置为一个完整的圆,如存在骶骨孔骨折则可清楚地看到。通过骶骨的横形骨折,L5 横突骨折及骶骨外缘的撕脱骨折亦可在此位置观察到。

(3)入口位:患者取仰卧位,球管从头侧指向骨盆部并与垂直线成40°角,入口位显示骨盆的前后移位优于其他投射位置。近来研究表明,后骨盆环的最大移位总出现在入口位中。外侧挤压型损伤造成的髂骨内旋、前后挤压造成的髂骨翼外旋以及剪切损伤都可以在入口位中显示。同时入口位对判断骶骨压缩骨折或骶骨翼骨折也有帮助。

对于低能量外力造成的稳定的骨盆骨折的 X 线表现一般比较易于辨认。而对于高能量外力造成的不稳定骨盆骨折,需综合不同体位的

X线以了解骨折的移位情况,如果发现骨盆环有一处骨折且骨折移位,则必定存在另一处骨折,应仔细辨认。

5.骨盆骨折 CT 扫描　　能对骨盆骨及软组织损伤,特别是骨盆环后部损伤提供连续的横断面扫描,能发现一些 X 线平片不能显示的骨折和韧带结构损伤。对于判断旋转畸形和半侧骨盆移位有重要意义,对耻骨支骨折并伴有髋臼骨折特别适用。此外,对骨盆骨折内固定,CT能准确显示骨折复位情况、内固定物位置是否恰当以及骨折愈合情况。CT 在显示旋转和前后移位方面明显优于普通 X 线片,但在垂直移位的诊断上,X 线片要优于轴位 CT 片。

6.MRI　　适用于骨盆骨折的并发损伤,如盆内血管的损伤、脏器的破裂等,骨盆骨折急性期则少用。

7.数字减影技术(DSA)　　对骨盆骨折并发大血管伤特别适用,可发现出血的部位同时确认血管栓塞。

七、并发症

(一)出血性休克

高能量外力致伤的骨盆骨折可发生致命的大出血,出血量多少与骨折的严重程度相一致,休克在伤后很快出现。严重的出血性休克是骨盆骨折死亡的主要原因。

1.出血来源

(1)骨折断端渗血:构成骨盆的诸骨大多为松质骨,如髂骨、骶骨等,血运丰富,骨折后断端可大量渗血,其出血量多少与骨折的严重度成正比,这种出血不易止住,是发生出血性休克的一个重要出血源。

(2)盆腔内脏破裂出血:盆腔内脏器如膀胱、直肠、女性的子宫和阴道被骨折端刺伤撕裂可引起严重的出血。

(3)骨盆壁及邻近软组织撕裂出血:这也是重要的出血源。

(4)骨盆内血管损伤出血:骨盆前部骨折可伤及闭孔动静脉、阴部动静脉、耻骨动静脉、髂外动静脉分支,有时甚至伤及髂外动静脉主干;骨盆侧部骨折可伤及闭孔动静脉;骨盆后部骨折可伤及腰动静脉、髂腰动静脉、骶外侧动静脉、骶中动静脉、骶正中动静脉、臀上动静脉。高能量致伤中,骨盆可同时有多处骨折,故可能造成上述几组血管同时受损,发生大出血。

(5)盆腔内静脉丛损伤出血:盆腔内有丰富的静脉丛,且静脉丛血管壁薄,弹性差,周围又多为疏松组织,无压迫止血作用,当骨盆骨折时,极易伤及静脉丛,引起大出血。

2.诊断

(1)病史:有明确的外伤史,患者除主诉骨折部位疼痛外,还有腹部、腰部疼痛等。

(2)体征:

①一般状况:患者可有面色苍白、出冷汗、躁动不安、肢体发冷、口渴、脉快、少尿或无尿、收缩压下降、脉压减小等。

②局部体征:下腹部、腰部、会阴部及大腿中上段可见皮肤青肿、皮下淤斑,有时可触及明显的皮下血肿。

③腹膜刺激征:出现腹痛、腹胀、腹部压痛、反跳痛、腹部肌紧张,并有肠蠕动减弱等现象。注意与腹腔内脏器破裂相鉴别。

3.X线表现　　可见骨盆环有2处以上骨折,或骨盆后部骨折脱位或骨盆粉碎骨折。

(二)泌尿道损伤

泌尿道损伤是骨盆前环骨折的常见并发症,关于发生率各家报道不一,一般在 3.5%～28.8%。其与骨折类型密切关系,在一侧耻骨支骨折伤员中其发生率为 15.5%,而双侧者则可高达 40.8%。

1.前尿道损伤　　骨盆骨折并发前尿道损伤不常见,在所谓"桶柄状"骨盆骨折中可见到,机制是受伤时前尿道被外力挤压于耻骨两弓之下,外力造成耻骨骨折而损伤前尿道,可分为部分或完全断裂。

根据外伤史、体检、尿道逆行造影不难诊断。询问病史可发现有上述特征性受伤机制,患者主诉有尿急,但排不出尿,出现尿潴留,阴茎及阴囊部肿痛。体检可发现会阴部有血迹,深阴茎筋膜完整者可见阴茎部尿液外渗,深阴茎筋膜被穿破则可见下腹、阴囊、会阴部尿液外渗,试插导尿管失败或肛门指诊发现前列腺移位者为尿道完全断裂。通过尿道逆行造影可明确。

2.后尿道损伤 尿生殖膈及其以上部后尿道损伤是耻骨联合严重分离及耻骨支骨折最常见的并发症。尿道膜部比前列腺部更易受损。患者主诉会阴部及下腹部胀痛,有尿意但不能排尿,如为不完全断裂则有血尿,尿道口流血或有血迹。体检发现会阴部、下腹部、阴囊部的尿液外渗,试插导尿管受阻,肛门指诊发现前列腺向上回缩,可触及柔软有波动肿块。通过尿道膀胱逆行造影可明确诊断。

3.膀胱破裂 在骨盆骨折中的发生率约为4%,致伤机制在于骨折端刺破膀胱或充盈的膀胱突然受外力的压迫而破裂。膀胱充盈较之空虚时更易破裂,空虚的膀胱除了外骨盆环完整性遭受严重破坏,否则不易受损;而充盈的膀胱在下腹部突然受压,可发生腹膜内破裂,而与骨盆骨折严重度无关。膀胱破裂可以是腹膜内或腹膜外,或两处同时存在。诊断可根据外伤史、下腹部痛、伤前较长时间未排尿而伤后有尿意但排不出、有血尿或尿道口有血迹。早期可无腹膜刺激征,但稍后出现明显的腹膜刺激征,上腹部有明显压痛、反跳痛、肌紧张,此点可与其他器官破裂鉴别,腹腔内其他器官破裂早期即可出现腹膜刺激征。下腹部未触及充盈的膀胱,试插导尿管顺利,但无尿液或只有少量血尿导出,此时向内注射少量无菌生理盐水,而后若未能回抽出或回抽量明显少于注入量,则表明膀胱破裂,可行膀胱造影确诊。

(三)女性生殖道损伤

女性由于骨盆结构较男性短而宽,其骨盆内器官拥挤固定,子宫及阴道位置隐蔽,前有膀胱、尿道及耻骨联合,后有直肠及骶尾部,当直接暴力作用于骨盆,骨盆被碾压而粉碎或严重变形时,易发生子宫阴道及周围脏器联合伤。诊断上有明确的外伤史,X线片示严重骨盆骨折,下腹部、会阴部疼痛,非月经期流血,体检发现下部、会阴部皮下淤血、局部血肿,阴道指诊触痛明显、触及骨折端及阴道破裂口,直肠指诊触及骨端。B超下腹部有时可发现子宫破裂、下腹部血肿。

(四)直肠损伤

骨盆骨折合并直肠损伤并不多见,多由骶骨骨折端直接刺伤直肠所致,少数也可因骶骨、坐骨骨折移位使之撕裂。临床上骨盆骨折后出现肛门出血为主要症状,可有下腹痛及里急后重感,可为腹膜被骨折端刺破所致。

(五)神经损伤

比较少见,且常为当时骨及软组织的严重损伤所掩盖,而不能及时诊断。损伤多由于神经行经部位的骨折脱位所致。如对骶骨骨折应考虑骶1、2神经损伤;对严重的半骨盆移位者应考虑腰丛或骶丛损伤;对髂骨或坐骨骨折应想到坐骨神经损伤可能性,髋臼骨折、耻骨骨折有损伤闭孔神经可能。神经损伤后出现该神经支配区运动、感觉障碍。该种损伤多系牵拉伤或血肿压迫致伤,多数采用保守治疗,症状多可逐渐好转或消失。少数情况下需手术解除对神经的牵拉和压迫,以及早促进神经的恢复。

八、骨盆骨折的治疗

(一)急救

骨盆骨折多为交通事故、高处坠落、重物压砸等高能量暴力致伤,骨盆骨折患者的病死率为 $10\%\sim25\%$ 。除了骨折本身可造成出血性休克及实质脏器破裂外,常合并全身其他系统的危及生命的损伤,如脑外伤、胸外伤及腹部外伤等。对骨盆骨折患者的急救除了紧急处理骨折及其并发症外,很重要的一点是正确处理合并伤。

1.**院前急救**　据报道严重创伤后发生死亡有 3 个高峰时间:第 1 个高峰发生在伤后 1h 内,多因严重的脑外伤或心血管血管损伤致死;第 2 个高峰发生在伤后 1~4h,死因多为不可控制的大出血;第 3 个高峰发生在伤后数周内,多因严重的并发症致死。急救主要是抢救第 1、2 高峰内的伤员。

抢救人员在到达事故现场后,首先应解脱伤员,去除压在伤员身上的一切物体,随后应快速检测伤员情况并作出应急处理。一般按以下顺序进行:①气道情况:判断气道是否通畅、有无呼吸梗阻,气道不畅或梗阻常由舌后坠或气道异物引起,应予以解除,保持气道通畅,有条件时行气管插管以保持通气;②呼吸情况:如果伤员气道通畅仍不能正常呼吸,则应注意胸部的损伤,特别注意有无张力性气胸及连枷胸存在,可对存在的伤口加压包扎及固定,条件允许时可给予穿刺抽气减压;③循环情况:判断心跳是否存在,必要时行胸外心脏按压,判明大出血部位压迫止血,有条件者可应用抗休克裤加压止血;④骨折情况:初步判定骨盆骨折的严重程度,以被单或骨盆止血兜固定骨盆,双膝、双踝之间夹以软枕,把两腿捆在一起,然后将患者抬到担架上,并用布带将膝上下部捆住,固定在硬担架上,如发现开放伤口,应用干净敷料覆盖;⑤后送伤员:一般现场抢救要求在 10min 之内完成,而后将伤员送到附近有一定抢救条件的医院。

2.**急诊室内抢救**　在急诊室内抢救时间可以说是抢救的黄金时间,如果措施得力、复苏有效,往往能挽救患者的生命。患者被送入急诊室后,首先必须详细了解病情,仔细全面地进行检查,及时作出正确的诊断,然后按顺序处理。McMurray 倡导一个处理顺序的方案,称 A-F 方案,即:

A——呼吸道处理。

B——输血、输液及出血处理。

C——中枢神经系统损伤处理。

D——消化系统损伤处理。

E——排泄或泌尿系统损伤处理。

F——骨折及脱位的处理。

其核心是：优先处理危及生命的损伤及并发症；其次，及时进行对骨折的妥善处理。这种全面治疗的观点具有重要的指导意义。

（1）低血容量休克的救治：由于骨盆骨折最严重的并发症是大出血所致的低血容量休克，所以对骨盆骨折的急救主要是抗休克。

1）尽可能迅速控制内外出血：对于外出血用敷料压迫止血；对于腹膜后及盆腔内出血用抗休克裤压迫止血；对于不稳定骨盆骨折的患者，经早期的大量输液后仍有血流动力学不稳，应行急症外固定以减少骨盆静脉出血及骨折端出血。对骨盆骨折的急诊外固定的详细方法将在下面讨论。有条件者可在充分输血、输液并控制血压在 90mmHg 以上时行数控减影血管造影术（DSA）下双侧髂内动脉栓塞。

2）快速、有效补充血容量：初期可快速输入 2000～3000ml 平衡液，而后迅速补充全血，另外可加血浆、右旋糖酐等，经过快速、有效的输血、输液，如果患者的血压稳定、中心静脉压（CVP）正常、神志清楚、脉搏有力、心率减慢，说明扩容有效，维持一定的液体即可。如果经输血、输液后仍不能维持血压或血压上升但液体减慢后又下降，说明仍有活动性出血，应继续输液特别是胶体液。必要时行手术止血。

3）通气与氧合：足量的通气及充分的血氧饱和度是抗低血容量休克的关键辅助措施之一。应尽快给予高浓度、高流量面罩吸氧。必要时行气管插管，使用加压通气以改善气体交换，提高血氧饱和度。

4）纠正酸中毒及电解质紊乱：休克时常伴有代谢性酸中毒。碳酸氢钠的使用最初可给予每千克 1mmol/L，以后在血气分析结果指导下决定用量。

5）应用血管活性药物：一般可应用多巴胺，最初剂量为 $2～5\mu g/(kg.min)$，最大可加至 $50\mu g/(kg \cdot min)$。

（2）骨盆骨折的临时固定：Moreno 等报道，在不稳定骨盆骨折患者中，即刻给予外固定较之不行外固定，输液量明显减少；而 Riemer 等的研究表明,即刻外固定可明显降低骨盆骨折患者的病死率。骨盆外固定有多种方法,简单的外固定架主要用于翻书样不稳定骨折;对于垂直不稳定骨折由于其不能控制后方骶髂关节复合体的活动,则不适用,应用 GanzC 型骨盆钳可解决上述问题。作者单位在不稳定骨盆骨折的急救中应用自行创制的骨盆止血兜,可明显降低骨盆骨折的病死率,其主要作用是通过对骨折的有效固定,减少骨折的活动、出血,更有效地促进血凝块形成;对下腹部进行压迫止血;其独特的结构便于搬动患者。

(二)进一步治疗

1.非手术治疗

(1)卧床休息:大多数骨盆骨折患者通过卧床休息数周可痊愈。如单纯髂骨翼骨折患者,只需卧床至疼痛消失即可下地活动;稳定的耻骨支骨折及耻骨联合轻度分离者卧床休息至疼痛消失可逐步负重活动。

(2)牵引:牵引可解痉止痛、改善静脉回流、减少局部刺激、纠正畸形、固定肢体、促进骨折愈合,并方便护理。骨盆骨折中应用牵引治疗一般牵引重量较大,占体重的 1/7～1/5,牵引时间较长,一般 6 周内不应减重,时间在 8～12 周,过早去掉牵引或减重可引起骨折再移位。牵引方法一般采用双侧或单侧下肢股骨髁上牵引或胫骨结节牵引。对垂直压缩型骨折可先用双侧股骨髁上或胫骨结节牵引,以固定骨盆骨折,并纠正上、下移位,向上移位的可加大重量,3d 后摄片复查,待上、下移位纠正后,加骨盆兜带交叉牵引以矫正侧向移位,维持牵引 8～12 周。对前后压缩型骨折基本处理方法同上,但须注意防止过度向中线挤压骨盆,造成相反的畸形。对侧方压缩型骨折,应行双下肢牵引,加用手法整复,即用手掌自髂骨嵴内缘向外按压,以矫正髂骨内旋畸形,然后再行骨牵引。如为半骨盆单纯外旋,同时后移位,可采用 3 个 90°牵引法,即在双侧股骨髁上牵引,将髋、膝、距小腿 3 个关节皆置于 90°位,垂直牵引。利用臀肌做兜带,使骨折复位。

(3)石膏外固定:一般用双侧短髋"人"字形石膏,固定时间为 10～12 周。

2.手术治疗

(1)骨盆骨折的外固定术:外固定术最适用于移位不明显、不需要复位的垂直稳定而旋转不稳的骨折。而对垂直剪切型骨折常需配合牵引、内固定等。如单侧或双侧垂直剪切型骨折,可先行双侧股骨髁上牵引,待骨折复位后行外固定,可缩短牵引住院时间。对耻骨联合分离或耻骨支、坐骨支粉碎骨折并发一侧髋臼骨折及中心脱位者,可先安装骨盆外固定器,然后在伤侧股骨大粗隆处行侧方牵引。6 周后摄 X 线片证实股骨头已复位即可去牵引,带外固定下地,患肢不负重,8 周后除去外固定器。对一些旋转及垂直均不稳的骨折一般后部行切开复位内固定,骶髂关节用 1～2 枚螺钉或钢板加螺钉固定,前部用外固定架固定耻骨联合分离或耻骨支骨折。术后 3～4 周可带外固定架下床活动。骨盆外固定有多种方法,较常用的方法有:

1)Slatis 外固定:在全麻下先做骨折初步复位,并摸清髂前上棘和髂嵴等骨性标志。触及髂骨翼后,经皮沿髂骨外板按照髂嵴的倾斜度打入克氏针,于髂前上棘后方 1 横指处正对髂嵴最高点做 1cm 长的横切口,用克氏针探针作为粗略的导向器,仅穿过外侧皮质,然后向内和远端正对着髂骨较厚且坚硬的髋臼部位打入 1 个 5mm 的半螺纹针,深度为 4～5cm。在该针上安放外固定导向器,然后在较后部位髂骨翼上另做切口,分别穿入另 2 个半螺纹针,在对侧髂嵴上同样方法拧入 3 个半螺纹针,然后将不带杆的万向球形轴安至每一组针上。为使外固定架获得最大程度的牢固固定,万向球形轴应尽可能接近皮肤。当针组和万向球形轴于两侧安放妥当并拧紧后,可通过调节针组进行牵引,用手法对不稳定的骨盆骨折块行挤压或分离并进行旋转,以便使骨折块获得更为准确的复位。X 线片示骨折复位满意后通过每一万向球形轴部位安装 350mm 的连接杆,并于连接杆靠近中央部安装一个旋转接头,杆的每一端再安放一个关节接头,最后将连接杆安在 2 对关节接头内,在位于中央部的 2 对旋转接头上安装连续加压杆或可调节的连接杆,拧紧外固定架,并置于与身体中轴成约 70°的位置。术后应避免针眼周围皮肤压迫坏死,预防针道感染。

2)Ganz外固定:患者取仰卧位,双侧髂后上棘与髂前上棘连线上旁开髂后上棘3～4指处为进针点,注意勿偏离以免伤及臀部血管、坐骨神经。于双侧进针点分别击入斯氏针,并确定外固定架上两侧臂能自由滑动,将斯氏针击入约1cm深,将两侧臂向中间滑动至螺栓顶端,沿着斯氏针一直接触到骨质,拧紧双侧螺栓,对不稳定半骨盆起加压作用,从而纠正骨盆分离并稳定后环。此外,固定也可倾斜放置。将一斯氏针置于稳定侧半骨盆的髂前上棘,当拧紧螺栓时,不稳定侧产生一个直接向前的力量,可促进后侧骨盆复位。安装外固定后,其他治疗措施可照样施行。

(2)骨盆骨折的内固定:对于不稳定型骨盆骨折的非手术治疗,文献报道后遗症达50%以上,近年来随着对骨盆骨折的深入研究,多主张切开复位,其优点是可以使不稳定的骨折迅速获得稳定。

1)骨盆骨折内固定手术适应证:Tile(1988)提出内固定的指征为:①垂直不稳定骨折为绝对手术适应证;②合并髋臼骨折;③外固定后残存移位;④韧带损伤导致骨盆不稳定,如单纯骶髂后韧带损伤;⑤闭合复位失败,耻骨联合分离＞2.5cm;⑥无会阴部污染的开放性后环损伤。Matta等认为骨盆后部结构损伤移位＞1cm者或耻骨移位合并骨盆后侧不失稳,患肢短缩1.5cm以上者应采用手术治疗。

2)手术时机:骨盆骨折内固定手术时机取决于患者的一般情况,一般来说应等待患者一般情况改善后,即伤后5～7d行手术复位为宜。14d以后手术复位的难度明显加大。如患者行急诊剖腹探查,则一部分耻骨支骨折或耻骨联合分离可同时进行。

3)手术内固定方式的选择:内固定是骨盆骨折最稳定的固定方式。固定方法有多种,关键在于解剖复位。目前,能被多数学者认同的治疗方法主要有:

①耻骨联合分离的钢板内固定术(Webb式):沿耻骨联合部做一横切口,显露耻骨联合分离处,行骨膜下分离,显露耻骨上部及内侧面,

直视下压迫双侧髂骨复位分离的耻骨联合,复位时用手触摸耻骨联合盆腔侧,确认无膀胱颈与尿道挤压,用骨折复位钳固定。如果耻骨联合分离是稳定型"翻书样损伤"(B1 型)的一部分时,可用 2 孔,直径为 4.5mm 或 3.5mm 的动力加压钢板或重建钢板,置于耻骨联合上面,以全螺纹松质骨螺钉固定即可。如耻骨联合分离是垂直不稳 C 型损伤的一部分,而且后方损伤又不能固定时,则建议在耻骨联合上方及前方使用双钢板固定,前方钢板为 3.5mm 或 4.5mm 重建钢板,经塑形后用适当全螺纹松质骨螺纹钉固定。如果要固定耻骨支骨折,尤其骨折偏外侧时,则须通过髂腹股沟入路进入,注意防止螺钉进入髋关节。

②骶骨骨折的内固定:采用骨盆后侧入路。患者取俯卧位,在髂嵴至髂后上棘做 2 个纵切口,长约 6cm,经皮下组织剥离至外展肌在髂嵴上的附着处,并将肌肉向外侧剥离,显露髂骨,然后将钉插入髂后上棘,用股骨拉钩整复骨盆移位,经 C 臂透视显示复位后,用导针做两侧髂骨临时固定。如为垂直不稳定损伤(C 型),最安全固定骶骨骨折的方法是使用骶骨棒,将骶骨棒从一侧髂后上棘穿向另一侧。因此不需要拉力螺钉固定,两侧骶骨棒可防止旋转。骶骨棒必须从骶骨后方通过,以免进入骶管内。同时可将手指通过坐骨大切迹伸到骶骨前方触诊前方骶骨孔,直观骶后孔,了解骨折复位情况。另一种方法是使用拉力螺钉固定,将拉力螺钉通过骨折固定到 Sl 骨体上,骶骨孔和骶骨翼部可直视,同时也需 C 臂透视检查,以防螺钉穿入椎管及第一骶孔。也可采用经皮穿入,使用中空螺钉,使上述技术大大简化。

③骶髂关节脱位的内固定:对于新鲜骶髂关节脱位,可采用前方或后方入路。选择入路取决于以下因素:皮肤及软组织情况,有无髂骨及骶骨骨折,以及骨折类型。a.前方入路(Simpson 术式):患者取仰卧位,沿髂骨前嵴做 Smith-Peterson 的一半切口,向前延长至髂嵴的最上部,向下达髂前下棘。骨膜下分离髂肌,向内侧牵开髂肌和腹腔脏器,暴露骶髂关节。注意不要损伤关节内侧 2～3cm 的 L_5 神经根,将 2 个尖 Hohmann 拉钩插入骶骨翼,向内侧牵开腹腔脏器,仔细操作,间断性牵

拉,避免髂腹股沟神经和腰骶神经损伤。当骶髂关节通过筋膜后显露后,助手控制腿部,用髂嵴上的大骨钳复位半骨盆。复位时通常需要一边向远端牵引腿部,一边内旋半侧骨盆,不可剥离关节软骨面。复位后用2个双孔动力加压钢板和4.5cm螺钉将骶骨翼固定于髂骨上,放置引流后关闭软组织。b.后方入路:自骶髂关节上缘至下缘,显露骶髂关节及髂骨翼,检查骶髂关节,自关节内移除分离前后韧带的软组织残留部分。在直视下整复骨折,自骶骨置放一尖复位钳至髂骨翼上以整复。沿骶髂关节下缘用手触摸,以确认整复。骶髂关节应是平滑而连续的曲线,以此可知半骨盆向上的变位已被矫正。用拉钩作为引导使螺钉穿入两拉钩间,这样可正确进入骶骨,避免伤及骶前神经根,用3～4根6.5mm松质骨螺钉(40～45mm长),或用1块短钢板可合适地固定骶髂关节。如果骨折延伸至骶髂关节,可使用45～60mm长螺钉。若骨折自骶髂关节延伸至髂骨,在髂骨翼上再加1块钢板。

④髂骨骨折的内固定:经前侧腹膜后切口入路进入,如此可避免内收肌肌肉止点剥离。用尖复位钳进行整复,用3.5mm重建钢板及全螺纹松质骨螺钉固定骨折。放置钢板应靠近髂嵴,因为髂骨中央部位骨质非常薄。

第五章　周围神经与外周血管损伤

第一节　臂丛损伤

　　由于显微外科技术的应用和推广,臂丛损伤的治疗开始有了突破。20 世纪 80 年代末,随着诊断和外科技术的进步,不断有新的手术方式出现。1989 年曾报道了健侧颈 7 移位术,为臂丛撕脱伤的修复提供了强大的动力神经源。到了 20 世纪 90 年代末,以臂丛外的神经作为动力神经源的吻合血管神经的游离肌肉移植为臂丛损伤后的功能重建开辟了一条新路。到目前为止,全臂丛损伤后上肢功能的完全恢复仍然是个美好的愿望,但相信随着临床研究和相关基础研究的更进一步深入,臂丛损伤后的治疗效果将越来越接近完美。

一、臂丛组成

　　臂丛由 C_5、C_6、C_7、C_8 和 T_1 神经前支组成,分为根、干、股、束和支。

　　1.根　在根部,臂丛神经根有 4 个分支。

　　(1)斜角肌肌支和颈长肌肌支:在接近椎间孔处由 $C_5 \sim C_8$ 神经根发出,支配附近的斜角肌和颈长肌。

　　(2)膈神经:主要来自 C_4 神经根,C_5 神经根发出细的分支参与膈神经。膈神经在前斜角肌的外侧缘斜向内下越过该肌,进入胸廓,支配同侧的膈肌。

(3)胸长神经:由 C_5～C_7 神经根发出,向下外侧走行,支配前锯肌。

(4)肩胛背神经:由 C_4～C_5 神经根发出,穿越中斜角肌向下,支配大、小菱形肌和肩胛提肌。

2.干　各神经根在前斜角肌外侧缘处组成神经干,其中 C_5、C_6 神经根合成上干,C_7 神经根单独成为中干,C_8、T_1 神经根合成下干。每干的平均长度为 1cm,在干处有 2 条分支。

(1)锁骨下肌支:由 C_5～C_6 神经根发出,在锁骨后方进入并支配锁骨下肌。

(2)肩胛上神经:由 C_5 神经纤维组成,从上干发出,向后方行经肩胛舌骨肌及斜方肌深面,至肩胛骨上缘,通过肩胛上切迹进入冈上窝支配冈上肌,然后绕过肩胛冈冈盂切迹进入冈下窝支配冈下肌。

3.股　每一神经干在相当于锁骨中 1/3 处分为前后 2 股,每股平均长度为 1cm。在股部无神经分支。

4.束　在锁骨后下方,按照与腋动脉的位置关系,上干和中干的前股合成外侧束,下干的前股单独形成内侧束,上、中、下 3 干的后股合成后束。

(1)外侧束:臂丛神经束部的神经分支较多,从外侧束发出的分支按部位和先后,分为 3 支。

1)胸前外侧神经:由 C_5～C_7 神经根纤维组成,C_5～C_6 神经纤维主要支配胸大肌的锁骨头,C_7 神经纤维支配胸大肌的胸骨头和肋骨头。

2)肌皮神经:由 C_5～C_6 神经根纤维组成,是外侧束外侧部分的终末支,支配喙肱肌、肱二头肌和肱肌后,成为前臂外侧皮神经。

3)正中神经外侧头:由 C_5～C_7 神经纤维组成,从外侧束的内侧发出,是外侧束内侧部分的终末支,与正中神经内侧头合成正中神经。正中神经外侧头纤维主要支配旋前圆肌和桡侧腕屈肌。感觉纤维支配手掌桡侧 2/3、桡侧 3 个半指掌侧和中远节指背皮肤。

(2)内侧束:从内侧束发出的分支按部位和先后,分为 5 支。

1）胸前内侧神经：由 C_8 和 T_1 神经纤维组成，发出细支与胸前外侧神经交通，支配胸大肌的胸骨头、肋骨头和胸小肌。

2）臂内侧皮神经：由 C_8 和 T_1 神经纤维组成，支配臂内侧皮肤感觉。

3）前臂内侧皮神经：由 C_8 和 T_1 神经纤维组成，支配前臂内侧皮肤感觉。

4）尺神经：由 G_8 和 T_1 神经纤维组成，支配尺侧腕屈肌、环指和小指的指深屈肌、小鱼际、第 3 和 4 蚓状肌、拇收肌、拇短屈肌深头和全部骨间肌及手掌和手背尺侧 1/3 以及尺侧 1 个半手指的感觉。

5）正中神经内侧头：由 C_8 和 T_1 神经纤维组成，是内侧束外侧的终末分支。支配掌长肌、全部指浅屈肌、示指和中指的指深屈肌、拇短展肌、拇短屈肌浅头、拇对掌肌、第 1 和 2 蚓状肌，并有少量感觉纤维分布到手部。

（3）后侧束：从后侧束发出的分支按部位和先后，分为 5 支。

1）上肩胛下神经：由 $C_5 \sim C_6$ 神经纤维组成，支配肩胛下肌上部和大圆肌。

2）胸背神经：由 C_7 神经纤维组成，支配背阔肌。

3）下肩胛下神经：由 C_7 神经纤维组成，支配肩胛下肌下部。

4）腋神经：由 $C_5 \sim C_6$ 神经纤维组成，支配小圆肌和三角肌。

5）桡神经：由 $C_5 \sim C_8$ 神经纤维组成，是后束的延续部分。支配肱三头肌、肘后肌、肱桡肌、桡侧腕长伸肌、桡侧腕短伸肌、旋后肌、指总伸肌、小指固有伸肌、尺侧腕伸肌、拇长展肌、拇长伸肌、拇短伸肌和示指固有伸肌。感觉纤维分布至臂后远侧 1/3、前臂后侧、手背桡侧 2/3、桡侧 3 个半指近节指背皮肤。

二、发病机制

臂丛损伤可由压砸、切割、枪弹和手术误伤等直接暴力引起，需要注意的是手术误伤,特别是对锁骨上区的不明肿物进行切除或活检时,要考虑来源于臂丛的可能。但大部分臂丛损伤是由于间接暴力牵拉所致,牵拉力量的大小和方向不同,造成臂丛损伤的程度和类型也不一样。如果牵拉的力量较小,可能只是造成:①神经传导的中断(Sunderland I 型),而神经远段不发生 Waller 变性,通常在 3～4 周内自行完全恢复。②神经轴突的中断(Sunderland II 型),仍可以自行恢复,但由于损伤远段发生 Waller 变性,神经轴突再生以每日 1～2mm 再生速度向远段生长,恢复较佳,只是时间问题。③神经内膜断裂,神经束膜连续性存在(Sunderland III 型)。有自行恢复的可能,但由于神经内膜的瘢痕化,恢复常不完全。④神经束膜严重损伤或断裂,外膜也损伤,但神经干连续性存在(Sunderland IV 型)。由于神经束广泛损伤,瘢痕严重,阻碍了再生轴突的生长,自行恢复的效果较差。有实验证明较小的牵拉力量也有可能影响臂丛的血运,导致缺血性损伤。⑤如果牵拉的力量够大,则可能造成臂丛在任一段的断裂,甚至造成神经根从脊髓上撕脱(Sunderland V 型)。那么,自行恢复的可能性极小,需要早期进行显微神经外科手术进行干预,以利于获得最佳的功能恢复。

最常见的臂丛损伤发生于摩托车交通事故,在车手被抛出而碰撞地面或其他障碍物时,可能头盔使其保住了生命,但如果暴力致颈肩分离(也就是肩部向下和向后运动,而颈部向相反的方向运动),颈部和肩部的角度被暴力拉大,损伤首先发生于臂丛上部的根和干;如果碰撞时上肢外展,暴力使肱骨肩胛之间的角度增大,损伤则首先发生于臂丛下部的根和干;如果暴力够大或存在瞬间力量的继续作用,则两种情况都可能造成全臂丛的损伤。解剖研究表明椎间孔周围的结缔组织对臂丛的根起固定支持的作用,能防止神经根从脊髓上撕脱。其中 C_5 和 C_6 神经根的稳定性明显强于下位神经根,因此,T_1 和 C_8 神经根容易发生根性撕脱伤,而 C_5 和 C_6 神经根则容易在椎间孔外发生牵拉伤或断裂。决定损伤程度和类型的主要因素是暴力的强度、暴力的方向以及损伤时上肢与身体的相对位置。

三、术前检查

（一）病史

详细询问受伤机制能帮助我们对于病情和严重程度作出全面的判断。如果创伤暴力较大，要格外注意生命体征的变化和整个肢体的情况。在患者有生命危险时，医师往往只注意到脑外伤和脊髓损伤等严重情况，可能漏诊臂丛损伤，但这还不至于造成严重的后果。相反的情况是，在急诊时，发现有臂丛损伤，但忽视了全身情况的检查，对于可能伴有的脑外伤、不完全性脊髓损伤或其他致命的内脏损伤估计不足，容易陷于被动局面。一定要询问患者有没有意识丧失、四肢感觉异常和四肢肌力降低等情况。

（二）与臂丛损伤有关的特殊体征

1.Homner 综合征　在脊柱两旁的交感神经链接受 C_8 神经、全部胸神经及 L_1 和 L_2 脊髓神经前根的节前纤维。其中 $C_8 \sim T_3$ 神经的节前纤维至颈上神经节，此节的节后纤维伴随脑神经分支至眼部，支配瞳孔开大肌、上睑提肌及面部的血管和汗腺。如果这一节段的交感神经受损，即可出现眼球内陷、上眼睑下垂、下眼睑轻度抬高、瞳孔缩小、眼裂变窄以及损伤侧面部无汗和潮红，即 Horner 综合征。Horner 综合征的出现提示下臂丛的根性撕脱伤，往往在伤后立即出现，也可能在损伤 3d 后才表现出来。

2.神经性疼痛　当神经根从脊髓抽出后，由于失去了周围传入性冲动的抑制作用，脊髓后角的神经元自发性放电活动增加，传到大脑，引起强烈的痛觉，又称为去输入性疼痛。臂丛根性撕脱伤后疼痛的发生率达到 25%～90%，并且对于一般的镇痛治疗无效。如果患者臂丛损伤后出现这种疼痛，强烈预示着根性撕脱伤的可能，预后较差。

3.头颈偏斜　如果臂丛损伤的患者伴随有头颈偏向健侧，是由于脊椎旁的肌肉失神经支配引起。与损伤的严重程度有关，也预示着根性撕脱伤的可能。

此外,肩关节的检查也很重要,臂丛损伤的同时可能伴有肩关节脱位,肩关节向下或向后脱位不常见,如果出现,可能损伤在肱骨后绕行的腋神经。

（三）神经功能检查

神经功能的检查虽然比较烦琐,但对于治疗方法的选择和判断预后非常重要。

体格检查仍然是最初判断臂丛损伤的有无和损伤平面的好方法。急性损伤的患者往往表现出全臂丛瘫痪的症状,初次检查结果可能和实际的损伤程度并不一致,所以检查必须反复进行,并且检查的间隔时间不要太久。通常在损伤后 3 周,神经性传导中断可以恢复,这个时候就可以作出比较确定的诊断,而肌肉的萎缩现象或者运动功能的恢复现象(Sunderland Ⅱ～Ⅴ型损伤)需要 3～4 个月后才能观察到。要建立标准化的检查方法,检查必须细致,最好能列一个对于感觉和运动功能检查的表格,才不至于遗漏。这样也有助于判断损伤的平面和初步区别节前和节后损伤。需要注意的是臂丛存在着解剖变异,例如,上移型臂丛有 C_4 神经根加入臂丛,下移型臂丛有 T_2 神经根加入臂丛。通常测量每一块肌肉的肌力是不必要的,也很难做到。检查每一功能组肌肉的功能更加方便,如肩关节的旋内功能、旋外功能或肘关节的屈曲功能等。其中菱形肌和前锯肌的检查很重要,这 2 块肌肉分别受直接从臂丛的根部发出的肩胛背神经和胸长神经支配,如果这些肌肉瘫痪,代表 C_5、C_6 和 C_7 的神经根从脊髓脱出。

（四）辅助检查

1.X 线　造成臂丛损伤的暴力同样也可能引起脊椎、肩胛带和上肢的骨折和脱位。对于创伤性臂丛损伤的患者必须要拍摄颈椎、胸部、肩胛带和肱骨的 X 线片。其中胸片要包括吸气和呼气时的前后位片,进行对比,看膈肌的功能是否正常,膈肌功能丧失预示严重的上干根性损伤。颈椎横突的骨折代表引起损伤的暴力比较大。

2.椎管造影 椎管造影是一种侵袭性检查方法,过去是用油性造影剂经腰椎穿刺。现在用水溶性造影剂,通过 Cl 和 C2 椎间隙侧方穿刺,能够获得更加清晰和可靠的颈神经根影像。Nagano 将椎管造影的影像表现分为 6 级:N 是正常的根袖影;Al 为根袖影轻度不正常,神经根和根丝影仍然明显;A_2 为根袖影的尖端消失,神经根或神经根丝影仍然可见;A_3 为根袖影尖端消失,不能见到神经根影;D 为根袖影的完全缺失;M 为创伤性蛛网膜囊肿。

3.计算机断层摄影脊髓造影术(CTM) 椎管造影后可进行 CT 扫描,自 $C_4 \sim T_1$ 每隔 3mm 扫一层,如果在某一层面发现或者高度怀疑有异常,则可在此层面再进行间隔 1mm 的扫描。观察脊髓的腹侧和背侧神经根有无缺失,观察有无蛛网膜囊肿出现,如果有神经根缺失和蛛网膜囊肿出现,并且与正常对侧比较异常明显,可以诊断为根性撕脱伤。

4.MRI MRI 为非侵袭性检查方法,无电离辐射,且可三维成像,能直接了解神经根损伤情况,又能了解病变周围组织结构的变化。但其对于根性损伤的显示没有椎管造影和 CTM 清楚。

5.感觉和运动诱发电位 在 Waller 变性完成后(需要几天到几周的时间),可进行电生理检查。对于不完全性损伤,根据自发电活动和有无动作电位,肌电图能诊断出各神经的功能状况。由于肌电图能显示新生组织恢复情况,可以反复检查,所以可作为观察臂丛再生与功能恢复的一项重要手段。由于主管感觉的第 1 级神经元的胞体位于神经后根的神经节内,当神经根性撕脱伤后,周围感觉神经仍能保持正常的髓鞘结构,不会发生变性,因而仍然有传导功能。所以对于严重损伤,在区分节前和节后损伤的鉴别诊断以及对于损伤平面的判定方面,感觉诱发电位和皮质体感诱发电位可能更有价值。

四、臂丛损伤的治疗

(一)保守治疗

对于常见的牵拉性臂丛节后损伤,早期以保守治疗为主,包括神经营养药物、损伤部位的理疗、患肢进行功能锻炼防止关节僵硬和关节囊挛缩,配合针灸、按摩和推拿。观察时间一般在 3～4 个月,在观察期间要注意复查感觉和肌肉运动恢复情况,并做详细的记录。特别是要指导患者自己观察和记录。在保守治疗期间,由于患者的患肢感觉全部或部分丧失,失去感觉保护功能,容易受到进一步损伤,如碰伤或烫伤等,且损伤后修复困难,因此必须妥善保护失神经支配的皮肤。

(二)手术治疗

由于显微外科技术和无创技术的应用,只要外科医师熟悉臂丛探查手术,一般探查手术很少会对臂丛造成进一步的损伤。即使是全臂丛损伤,也只有不到 20％的患者是臂丛的 5 个根的全部根性撕脱伤,因此探查手术中总能发现有些根是可以直接缝合修复或通过神经移植修复的。即使没有可以修复的神经根,也可以一期应用神经转位手术,所以早期神经探查对于患者是有利的。只要诊断为神经根性撕脱伤或神经断裂,就有早期探查的手术指征。对于只有 C_8 部分损伤和 T_1 完全损伤的患者,患者手指仍有屈曲功能,但手内在肌全部瘫痪,由于 C_8 和 T_1 从脊髓撕脱的可能性比较大,手术修复的可能性小,尤其对于成年人,神经重建恢复手内在肌的可能性极小。所以,对于年龄＞15 岁的患者,没有必要进行探查和神经重建。除非有难治性疼痛,早期探查手术对减轻疼痛可能有帮助,否则,此类患者最好选择肌肉移植或转位手术重建功能。臂丛探查修复没有什么绝对的禁忌证,只要患者能够耐受一般的手术创伤,但如果臂丛损伤时间超过 1 年,探查修复臂丛就没有太大的价值,除非患者特别年轻。患者的年龄也是一个需要考虑的因素。一般来说,年龄越小,手术效果就越好,如果患者的年龄＞40 岁,那么通过神经转位修复臂丛所获得的效果就不理想。

1.手术时机

(1)急诊手术:对于开放性臂丛损伤,如刀刺伤或者医源性损伤(如在治疗胸廓出口综合征切断第 1 肋骨时损伤臂丛,或切除锁骨上肿物时损伤臂丛),就需要急诊手术行探查修复。对于牵拉性损伤,不主张急诊手术探查和修复臂丛，因为诊断不可能确切，需要一段时间，至少要过了所谓的休克期，医生才能最终将正常的神经和受损伤的神经分辨出来。对于完全性臂丛损伤，最好等损伤后 6～8 周才进行手术，此时能够完善各项检查，使诊断更加明确。并且经过这一段等待时间，患者也能够体会臂丛损伤的后果，心理上慢慢能够适应。如果患者对于手术效果期望过大，将手术效果与正常侧肢体的功能比较，可能引起不必要的麻烦。在观察期间，如果最初的诊断被证明是错误的，患者瘫痪的肌肉开始恢复了功能，就可以继续观察。如果远侧的肌肉功能出现了恢复的迹象.而近侧的肌肉却没有恢复，那么就需要早期手术探查。对肌肉的功能进行体格检查比肌电图检查可靠，因为肌电图总是过高地估计了功能恢复的可能性。

（2）早期手术：对于全臂丛损伤或接近全臂丛损伤的病例，或高能量损伤的病例（如枪伤），有必要进行早期手术探查（伤后 6 周到 3 个月）。而对于那些部分性上干损伤或低能量损伤的病例，最好能等待 3～6 个月，每个月复查一次，患者神经功能恢复达到一个平台期，不再有继续恢复的迹象，就可以手术探查。这样可以给予那些连续性还存在的神经一个自发性恢复的机会，但每次的复查必须由同一个医生负责，这样才能够作出准确的判断。在观察过程中，Tinel 征能帮助医师判断有无神经再生。例如，一个上干损伤的患者，如果在观察过程中不能在锁骨上窝叩出 Tinel 征，则自发性恢复的可能性很小，需要早期手术探查进行相应的处理。EMG 和 MRI 检查都是非侵袭性检查，与临床检查相结合，有助于诊断。如果 MRI 发现根性撕脱伤征象，EMG 证实所支配肌肉为去神经支配电位，则相应神经根为节前损伤，有早期探查手术指征。如果通过以上检查仍然不能确定是否为节前损伤，则有必要做椎管造影和 CTM 来排除。

2.术前准备　术前要对患者及家属交代清楚手术所能达到的效果，以及不做手术所能达到的效果。并且要讲明不是手术后马上就能看到效果，要等待相当长一段神经再生生长时间。一般的术前准备不再讲述。术前没有必要备血。手术备皮区包括伤侧腋部和双小腿（备腓肠神经移植）。

3.手术　全麻插管后，患者取平卧位，插导尿管并留置。患侧肩胛下垫一小枕，使患侧肩部抬高，头偏向健侧，上肢外展位。同侧颈部或双侧颈部（如果准备对侧颈 7 转位）、下颌缘、胸部、腋部、上肢和双侧下肢常规消毒铺巾。患侧上肢完全暴露是为了术中电刺激观察肌肉活动情况和利于牵引。为了术中应用电刺激检查，交代麻醉师不要给予患者肌松剂。手术医生要做好可能需要暴露锁骨上臂丛和锁骨下臂丛 2个部分的准备。双极电凝、电刺激器、手术放大眼镜或手术显微镜准备充分。双侧大腿根部上止血带，备腓肠神经移植。

（1）锁骨上臂丛探查：锁骨上切口有 2 种。一种从胸锁乳突肌后缘中点开始，沿该肌后缘向下，到达该肌与锁骨交界处，在锁骨上缘弯向外侧横行至斜方肌在锁骨止点处，此种切口瘢痕明显。另一种是单纯锁骨上缘横切口，自胸锁乳突肌锁骨头处开始，向外侧横行至斜方肌在锁骨止点处，此种切口美容效果好。

倾向于采用锁骨上横切口，切开皮肤和皮下，双极电凝止血，然后切开颈阔肌。向上下牵开，此时可以见到颈外静脉，根据情况予以结扎切断或牵拉向一侧。切断和缝扎胸锁乳突肌锁骨头，保留缝线用于手术结束时修复。钝性和锐性分离脂肪和纤维组织，可见到由内上方斜向外下方的肩胛舌骨肌，游离肩胛舌骨肌，切断并缝扎，保留缝线用于手术结束时修复。继续用止血钳分离脂肪组织直至颈外侧，此时可见颈横血管、肩胛上血管和颈外血管的分支，常需切断后结扎。在胸锁乳突肌深面找到并辨认前斜角肌，膈神经斜行横过前斜角肌表面，找到并解剖出来，电刺激看是否有膈肌收缩活动，向近端解剖膈神经至 C_5 神经根，确定 C_5 神经根后，可作为参考确定 C_6 和其他神经根。向下后方继续解剖 C_6、C_7、C_8 和 T_1 神经根，此时需要用拉钩将锁骨拉向下，利于暴露。分离时，采取钝性分离，特别在暴露 C_8 和 T_1 神经根时，注意勿损伤其前方的锁骨下动脉。沿神经根向远侧分离，可显露各个神经干。

如果神经根干部和前斜角肌处为致密的瘢痕组织,则在颈外侧处分离出肩胛上神经,向近端分离追踪可找到上干,然后依次分离出中干和下干。观察各个根和干的情况,是否水肿、变硬和连续性是否存在,并用橡皮条牵引隔开,分别电刺激各个根和干部,看上肢是否有相应的肌肉运动。如果近端肌肉有收缩,例如菱形肌和前锯肌有收缩活动,则损伤是在节后,神经根可以修复。如果更远端的肌肉如冈上肌或三角肌有收缩,则损伤可能在锁骨下臂丛。如果没有见到任何肌肉收缩,损伤则是节前性的,不可能修复。探查中可见到神经根性撕脱、神经断裂或神经连续性存在但有神经瘤存在等各种形式的损伤。如果通过锁骨上探查,有神经修复的可能,则必须同时做锁骨下臂丛探查,因为臂丛两处损伤的可能性很大。如果仅修复了锁骨上臂丛,而遗漏了锁骨下区可能的臂丛损伤,则不能达到治疗的效果。例如,上千的断裂常伴有腋神经的损伤或肌皮神经的断裂。

(2)锁骨下臂丛探查:用于探查臂丛束部和分支。锁骨下切口自锁骨中点开始,沿胸大肌与三角肌间隙下行,过腋前皱襞后横行向内,至臂内侧后再沿肱二头肌内侧沟向下。切开皮肤、皮下和筋膜层,暴露头静脉和胸肩峰血管,分离并保护,可用于游离肌肉移植或带血管的神经移植。自胸大肌和三角肌之间进入,可见到止于喙突的胸小肌,可予以切断或者向上下牵引拉开。切开锁胸筋膜,拉钩向上牵开锁骨,即可见到臂丛锁骨下部。外侧束位于腋动脉的前外侧,后束位于腋动脉的后外侧,内侧束位于臂丛的后内侧,根据"M"型结构,可先找到正中神经外侧头,向近端追踪确定外侧束,在此处可以见到发自于外侧束的肌皮神经。同样根据正中神经内侧头确定内侧束,然后向远端确定臂内侧皮神经、前臂内侧皮神经和尺神经。桡神经位于腋血管的后外侧,走向外侧,根据桡神经确定后束和发自于后束的腋神经。分离时注意保护在此平面发出的胸前内侧神经和胸前外侧神经。如果此处有瘢痕组织,就需要从更远处暴露正常的神经结构,然后再向近端追踪来确定各神经分支和神经束。

（3）术中电生理检查

1）体感诱发电位：术中电刺激神经根部，如果能在对侧头皮记录到电位变化，则可判断感觉神经的连续性存在。由于受麻醉深度的影响和灵敏度不如脊髓诱发电位，一般只用于小孩。

2）脊髓诱发电位：刺激周围神经，可在棘突、棘突间韧带、黄韧带、椎间盘和椎管内记录到电位变化，但只有椎管内记录是最敏感的。手术前要将记录电极置入到椎管内。如果刺激损伤神经根，可在椎管内记录到电位变化，则可判断感觉神经的连续性存在。

不论体感诱发电位还是脊髓诱发电位，反映的只是感觉神经根的连续性存在与否，不能反映运动神经根的情况。

（4）手术方法：根据术中探查的臂丛损伤情况，结合术前的影像学检查以及术前和术中的电生理检查，判断臂丛损伤是节前还是节后性损伤以及损伤的程度，并结合患者的年龄和损伤到手术的时间，然后根据不同的情况选择治疗方法。

1）神经缝合：适合于新鲜的神经切割伤，或者神经瘤切除后通过周围松解能够克服缺损，拉拢时没有张力的情况。

2）臂丛松解术：适用于闭合性节后臂丛损伤保守治疗 3 个月后无任何恢复，或主要功能恢复不完全，或者恢复次序跳跃或中断的情况，探查发现神经纤维连续，但有大量的瘢痕包裹神经的情况。在手术显微镜下，首先从正常神经近、远端开始，向神经损伤的部位，在神经外膜外将神经从瘢痕中分离出来，然后切除神经周围瘢痕组织，包括瘢痕化的神经外膜。在神经分离时，应注意保护神经的分支。充分显露神经干后，通过电刺激检查神经的传导功能，如果为不完全损伤，则继续仔细观察神经损伤处情况，如果神经外膜上的血管有受压、外膜增厚和神经干发硬等情况，则应行神经内松解术。如果电刺激证实为完全性损伤，则应该切除损伤段，行神经直接缝合或神经移植。

3）神经移植：对于臂丛股、束和支等部位的损伤，如果有短距离的神经缺损，尽可能利用可供移植的神经做神经移植以修复所有神经损伤。但如果神经缺损位于根干部,就没有足够的可供移植的神经,需要考虑优先修复哪些神经。神经修复的部位离支配的靶器官距离越近,则修复的效果越好,因此应该优先修复那些支配近端肌肉的神经。传统的方法是优先修复肌皮神经,然后是肩胛上神经和腋神经。目前观点认为肌皮神经可由肋间神经转位或尺神经部分转位修复,严重的臂丛损伤可忽视腋神经修复,而单独的腋神经损伤不会引起肩关节严重功能障碍,虽然肩胛上神经可由副神经转位修复,但因为副神经是支配斜方肌的神经,且可用于修复肌皮神经或作为游离肌肉移植的神经源,因此应该优先修复肩胛上神经。前锯肌对于肩关节功能很重要,有可能时要尽量修复胸长神经。肱三头肌是肘关节屈曲功能的拮抗肌,有重要功能,并且可作为修复肱二头肌的潜在动力源,所以桡神经也是优先考虑的对象。自体游离神经体可选择腓肠神经、桡神经浅支或前臂内侧皮神经。

4)神经移位:在臂丛根性撕脱伤时或节前性臂丛神经损伤,近端臂丛本身没有可供缝合的神经来源,就需要寻找臂丛外的神经来修复臂丛,从而恢复肢体的功能。

①膈神经移位:膈神经由 $C_3 \sim C_5$ 神经根组成,自前斜角肌上部外缘顺该肌的表面下降。膈神经移位主要用于修复肌皮神经,恢复屈肘功能。手术前要做胸透看患侧膈肌是否有收缩功能,并做呼吸功能检测。如果患者呼吸功能很差,则不适合做膈神经移位。暴露此神经相对比较简单,在进行臂丛探查时,锁骨上切口内于前斜角肌表面可见到1条神经自上往下行走,此即为膈神经,术中可用电刺激观察膈肌活动情况来确认膈神经并确认此神经有无功能。分离肌皮神经应从锁骨下切口内寻找,找到外侧束,肌皮神经是从外侧束向外下方发出的第1支,为了达到无张力缝合,需向肌皮神经发出处逆行向近端在外侧束内进行束间分离,游离出肌皮神经到上干的前股处。如果不能达到无张力缝合,则需要做游离神经移植桥接,但效果就比直接缝合差。根据报道于胸腔镜下膈神经邻膈肌处超长切取,并将移位膈神经直接与肌皮

神经缝接,以缩短屈肘功能恢复的时间(平均时间由 9～12 个月缩短至 4～6 个月)。也有学者研究利用胸腔镜超长切取胸腔内膈神经移位修复支配手部功能的尺神经、正中神经,或缝接于重建屈指屈拇功能的移植肌肉神经支,缩短术后功能恢复时间,提高临床疗效。当然,胸腔镜下切取膈神经手术有一定的技术要求与难度,且增加了患者的住院费用,偶有并发症出现,目前只能在有条件的数家医院实施,还不能作为常规手术方法加以推广。

②副神经移位:副神经是第 11 对脑神经,支配胸锁乳突肌和斜方肌。副神经由脑根和脊髓根组成,在穿出颅底的颈静脉孔后分为内外 2 支。其中内支为脑根神经纤维,直接并于迷走神经干。外支为来源于脊髓根的纤维,斜向后下方,被胸锁乳突肌及二腹肌后腹遮盖,绕颈内静脉外侧,经枕动脉前于胸锁乳突肌前缘上 1/3 处穿入该肌,并发出分支支配该肌。至甲状软骨上缘上方,再斜向后下方,于胸锁乳突肌后缘中点上方穿出。继续斜向后下方,于提肩胛肌表面穿过颈后三角的顶部,在锁骨上方 2.5cm 处进入斜方肌深面,与来自 C_3、C_4 的神经纤维形成神经丛,并发出分支支配该肌。

临床运用此神经移位,首先需要确定副神经无损伤征象,即耸肩活动基本正常。暴露此神经有 2 种方法:一种是在胸锁乳突肌后缘中点处找到副神经近端,沿副神经主干向远端游离达锁骨上,在其进入斜方肌肌腹处切断。另一种是在斜方肌锁骨止点上方 2cm 处,于肌肉深层脂肪组织内用手指扪及神经,或用电刺激寻找,在其与 C_3、C_4 的神经纤维形成神经丛后切断。第二种方法损伤较小,只需要锁骨上横切口,美容效果好,并且能保留部分斜方肌功能。

副神经移位首选用于 C_5、C_6 根性撕脱伤后 6 个月内的肩关节功能重建,如果 C_7 也有撕脱,那么前锯肌也瘫痪,则副神经移位修复肩关节的外展功能效果欠佳。一般副神经移位到肩胛上神经后,肩关节能达到 $20°～80°$ 的外展功能,平均 $45°$,Doi 报道可超过 $90°$。有学者用副神经移位修复肌皮神经,但肌皮神经最好用肋间神经移位或尺神经部分移位修复。一般只有肋间神经损伤时才需要用副神经移位修复肌皮神经重建屈肘功能。应用副神经移位修复肌皮神经时需要 9～10cm 的腓肠神经游离移植来桥接副神经和肌皮神经。

副神经还可以作为功能性游离肌肉移植的动力神经源。

③肋间神经移位：肋间神经移位被广泛用于修复肌皮神经来重建屈肘功能。它还可用于恢复肱三头肌或三角肌的功能、游离肌肉移植的动力源神经和手的感觉功能重建。

肋间神经移位至肌皮神经的适应证是节前性上位型或全臂丛损伤，损伤时间在 6 个月内。如果是节后性臂丛损伤，可直接缝合或游离神经移植修复。对于晚期患者可用肌肉转位或功能性游离肌肉移植重建屈肘功能。

肋间神经直接移位至肌皮神经术后，大约有 72％患者可恢复到 M3 肌力。如果中间用游离神经桥接，则只有 47％的患者可恢复到 M3 肌力。

④部分尺神经移位至肌皮神经：与肋间神经移位于肌皮神经相比，由于手术相对简单，功能恢复更加可靠，部分尺神经移位至肌皮神经已经被广泛应用。适用于新鲜的 C_5、C_6 根性撕脱伤，甚至损伤后 10 个月内的 C_5～C_7 根性撕脱伤。对于年龄＞40 岁的患者，由于肋间神经移位于肌皮神经效果欠佳，可以应用部分尺神经移位至肌皮神经来修复屈肘功能。此方法一般与副神经移位至肩胛上神经修复肩关节外展功能同时应用来治疗上臂丛损伤。

手术要点：做上臂近端内侧纵行切口，在喙肱肌内找到肌皮神经，向远端追踪，可找到肱二头肌支，在分支处用利刀切断。在肱动脉后内侧找到尺神经，游离约 2cm 长，进行束间分离，游离后内侧束（主要支配尺侧腕屈肌），大小与肱二头肌支相当。切断此束后与肱二头肌支在无张力下行束膜缝合。术中可以运用电刺激器来分辨，以免损伤主要支配手内肌的神经束。

一般 2～5 个月后就能见到肱二头肌收缩，90％的病例能获得 3 级以上的肌力。

⑤健侧 C_7 移位:健侧 C_7 移位被首先提出,目前已被广泛接受。主要适用于:臂丛根性撕脱伤,膈神经、副神经或肋间神经不能利用的患者;臂丛根性撕脱伤进行多组神经移位术后 2 年以上无任何功能恢复患者;臂丛根性撕脱伤患者在行多组神经移位的同时,加做患侧尺神经带蒂与健侧 C_7 的神经根缝接,一旦有神经组移位失败,可利用已有神经再生的尺神经进行重新移位,或者作为功能性游离肌肉移植的动力神经源。

手术要点:患侧臂丛探查后,做健侧颈部锁骨上臂丛探查切口,切开颈阔肌后注意保护颈外静脉的分支,切断肩胛舌骨肌后,注意分离保护颈横血管备用。分离出 C_5 至 T_1 各神经根、上中下干和中干的前后股,根据手术需要修复患侧的神经选择前股、后股或全部切断。

健侧 C_7 移位方法有:①健侧 C_7 神经根与患侧受区神经通过神经游离移植转位。②健侧 C_7 神经根与患侧受区神经通过做带小隐静脉动脉化的游离腓肠神经移植转位。③将患侧尺神经与尺动脉和伴行静脉在手腕部切断向近侧游离,在肘部切断结扎尺动脉近端,继续向近端游离尺神经达尺侧上副动脉进入尺神经主干的远端。通过皮下隧道翻转将尺神经远端与健侧 C_7 神经根缝合,尺动脉可与颈横动脉吻合,伴行静脉可与颈外静脉分支吻合。也可以不带尺动脉和伴行静脉,保留尺侧上副动脉供血。待神经再生达到腋部时,切断尺神经近端,桥接修复需要修复的神经。④根据报道健侧 C_7 经椎体前通路移位与患侧上干(或下干)直接缝合术,旨在缩短神经再生的距离并减少 1 个吻合口,有利于神经纤维的再生,更好地恢复神经功能。

6)游离肌肉移植:对于神经修复失败或损伤后时间过长的病例,上肢的肌肉已经萎缩并纤维化,则考虑游离肌肉移植进行功能重建。主要是为重建屈肘和手的功能。背阔肌、股薄肌和股直肌是常用的作为游离肌肉移植的供肌。如果只是重建屈肘功能,并且在损伤后早期,可以选择同侧的背阔肌带胸背血管蒂转位,用副神经或肋间神经作为动力神经。但如果损伤时间超过 1 年,则同侧背阔肌可能已经萎缩,不能利用,则选择对侧的背阔肌作为游离肌肉移植的供肌。股直肌是一块力量强大的肌肉,也可用来重建屈肘功能,股直肌切取后会有短时期的伸膝力量减弱。股薄肌的力量没有前两块肌肉强,但由于其肌肉和肌腱的比例与形状适合,且收缩的幅度大,最适合于用来重建腕关节和手指的功能。

全臂丛根性撕脱伤约占临床臂丛损伤手术病例的 1/3。1995 年,日本的 Doi 首先提出利用副神经、肋间神经为动力神经,早期游离肌肉移植(股薄肌)重建上肢部分功能的思路与方法(分二期重建屈肘、伸指或屈指功能),突破了原先只在神经修复失败后(一般在伤后 2～5 年)才行肌肉移植重建功能的治疗原则。Doi 双重股薄肌移植重建全臂丛根性撕脱伤手握持功能术,现已被日本、中国等多国学者引用并改良。也有学者吸取了其他等多组神经移位修复和 Doi 肌肉移植功能重建的优点,提出在应用神经移位修复肩外展、伸肘及手部感觉等疗效较好的同时,联合早期双重股薄肌移植治疗全臂丛根性撕脱伤,重建屈肘、拇屈伸和指屈伸的手外在肌以解决手握持功能问题。随访超过 2 年,共16 例,平均随访时间 36 个月。16 例均恢复屈肘、伸指、伸拇功能,屈肘90°～135°,肌力 M4,伸指、伸拇≥M3,14 例屈拇、屈指恢复肌力≥M3,可握持 200～500g 物品,2 例屈指、屈拇肌力 M1。16 例手部桡侧半感觉(痛、温度)均有不同程度恢复。有学者评述了该式式的优点:①早期进行肌肉移植,使以往依赖原有肌肉质量好坏的风险基本消除。因为神经损伤同时常伴有肌肉的损伤,而移植的肌肉都是健全的肌肉,保证了靶器官的完整性。②股薄肌作为游离肌肉移植有其独特的优点,因该肌可分为独立的 2 部分,各自有相应的血管与神经,达到一肌二用的目的。有学者在 Doi 的基础上进行改良,发展为二肌四用,对多方位的功能重建提供了基础。

第二节　桡神经损伤

一、应用解剖

桡神经起于臂丛后束,为后束的终末支,纤维来自于 C_5、C_6、C_7、C_8 和 T_1 神经根。一般定肩胛下肌止于肱骨小结节部为桡神经起点,桡神经于腋动脉第 3 段的后侧下降,依次位于肩胛下肌、大圆肌和背阔肌的前方,在此发出:①肱三头肌长头分支:是桡神经的第 1 个运动支,多为 2~3 支。②臂后侧皮神经:可单独发出或同肌支共干,横过背阔肌肌腱,经肋间臂神经后方,绕肱三头肌长头下行,穿深筋膜至臂后内侧。分布于臂后侧三角肌以下的皮肤,达肘关节鹰嘴部。

在腋肱角部(上臂内侧和腋后襞下缘间角),桡神经与肱深动脉伴行穿过由外侧的肱骨、内侧的肱三头肌长头和大圆肌围成的三边孔,至肱骨后方,桡神经位于肱三头肌外侧头深面,在内外侧头之间沿螺旋的桡神经沟,在肱骨肌管(由肱骨、肱三头肌外侧头和肱三头肌内侧头所构成)内下行达肱骨外侧缘。在此处发出:①肱三头肌内侧头分支:为 1~3 支,在不同高度进入肌肉。②肱三头肌外侧头分支:通常为 1 支,可与内侧头分支共干。③肱三头肌内侧头下部分支。④肘肌肌支:为一细长分支,与肱动脉的一分支伴行,穿过肱三头肌内侧头,于肘关节的后侧进入肘肌。⑤前臂后侧皮神经:在三角肌止点下方,于肱三头肌外侧头和肱肌之间浅出,分成上、下 2 支。上支穿过臂外侧肌间隔下降至肘关节的前面,支配臂下半部后外侧的皮肤。下支穿过臂外侧肌间隔沿臂外侧下降,经肱骨外上髁后面,沿前臂背侧中线下行达腕部,支配前臂后部的皮肤。⑥臂外侧皮神经:发出后与头静脉伴行,支配臂下部前外侧皮肤。

在肱骨外侧缘,桡神经向前穿过外侧肌间隔,进入肱肌和肱桡肌之间的肘前外侧沟,在肱肌的前外侧下降,其外侧依次与肱桡肌、桡侧腕长伸肌和桡侧腕短伸肌相邻。在此发出:①肱肌肌支:是桡神经在肘前外侧沟内的第 1 分支。②肱桡肌肌支:为 2～3 支。③桡侧腕长伸肌支。④桡侧腕短伸肌肌支。⑤肘关节支。

桡神经离开肱肌,经肘关节囊前方,达旋后肌,分成 2 个终支:骨间背神经和桡神经浅支。在此处,发出旋后肌肌支。骨间背神经在旋后肌的肱骨和尺骨起点间进入旋后肌 2 层纤维之间,绕桡骨上 1/4 的外侧面于前臂后面穿出旋后肌,行于骨间背动脉尺侧,在前臂后侧深浅 2 层伸肌之间下降,依次分支支配指总伸肌、示指固有伸肌、小指固有伸肌、尺侧腕伸肌、拇长展肌、拇短伸肌和拇长伸肌。桡神经浅支自主干发出后,在肱桡肌深面下降,至旋后肌下缘平面,与桡动脉相邻,走行于桡动脉外侧,约在腕上 7cm 处,与桡动脉分离,经肱桡肌肌腱的深侧转向前臂背侧,在桡骨茎突上 5cm 处穿出深筋膜于皮下下行,跨过腕背侧韧带,分为 4～5 支,支配手背桡侧半和桡侧 2 个半指近节背侧皮肤。

二、损伤部位和原因

刺伤、刀伤、骨折脱位和医源性损伤是常见的原因,桡神经的任何一段都可能损伤。从近端至远端:①桡神经在腋肱角处损伤常常是由于腋杖使用方法不正确,导致桡神经经常受压,或者由于上臂悬吊于椅背上或手术时压于手术台的边缘,导致桡神经受压。肱骨上 1/3 骨折如果移位明显,也有可能引起桡神经损伤。②肱骨桡神经沟是桡神经最常见的损伤部位,主要是由于肱骨骨折压迫或刺伤桡神经,甚至可能造成桡神经断裂。神经损伤可发生于骨折时,也可发生于骨折复位时,甚至可发生于取内固定物时。骨折愈合时形成的骨痂也可能压迫桡神经造成损伤。③桡神经在穿过外侧肌间隔处相对固定,没有缓冲余地,钝器伤、压迫、止血带使用不当、睡眠或昏迷时长时间压迫于身体下都可能造成桡神经损伤。④在肱骨下段和肘关节附近,肱骨下段骨折、肱骨髁上骨折和肘关节脱位都可能造成桡神经损伤。由于桡骨小头前脱位造成桡神经损伤也不少见。⑤在旋后肌处,桡神经深支走行于旋后肌两层纤维之间,此处容易受 Frohse 弓压迫。

三、桡神经损伤症状、体征和定位诊断

桡神经在不同部位损伤,会有不同的症状和体征,有助于定位诊断。检查时从肢体的远端向近端进行比较合理和不会遗漏。如果患者出现伸指功能障碍,即拇指不能主动背伸和外展,其余 4 指掌指关节不能主动背伸,而虎口处皮肤感觉正常,那么损伤部位在发出桡神经浅支之后。如果出现虎口处感觉障碍,则损伤部位在发出桡神经浅支之前。再检查桡侧伸腕长、短肌和肱桡肌的功能,如有障碍,则损伤位置在桡神经穿出外侧肌间隔之后。如果还出现伸肘肌力降低,则损伤发生于穿过外侧肌间隔之前。如果完全没有伸肘功能,则损伤发生于腋部,属高位损伤。

四、治疗

根据需要采用神经减压、松解或缝合术。桡神经缝合的效果较正中神经及尺神经为好。桡神经所支配的感觉功能没有正中神经和尺神经重要。怀疑神经断裂应尽早修复,如果为闭合性损伤,可观察 3 个月,如没有恢复迹象,需手术探查,根据术中观察结合电刺激决定是否行神经缝合。神经损伤后超过 15 个月或骨间后神经所支配的肌肉超过 9 个月,运动功能不可能再恢复。神经损伤后如能早期缝合修复,近端肌肉有 89% 的恢复可能性,远端肌肉(伸指和伸拇等肌肉)将有 36% 的恢复可能性,总体来说有 63% 的恢复可能性。也就是说,如果神经修复及时,技术得当,将有 3/4 的桡神经损伤患者恢复桡神经所支配的肌肉功能。在肌肉功能恢复之前,应使用悬吊弹簧夹板和支具等,保持腕

背屈,并被动活动腕和手部关节,避免僵硬。

如果神经有缺损,不能直接缝合,可以通过神经游离或改变肢体的位置来克服,但能够克服的长度比不上正中神经和尺神经。在腋部或上臂近端接近发出肱三头肌支的部位,不牺牲肱三头肌支就很难克服 6~7cm 的缺损。在上臂中 1/3 段的桡神经缺损,通过神经游离、屈曲肘关节、外旋和内收上臂甚至牺牲肱桡肌肌支等方法,可以克服 10~12cm 的桡神经缺损,少数情况下还可以采用截除一段肱骨的方法来克服神经缺损。在上臂下 1/3 段、肘部和前臂等位置,也可以采取上述方法克服 10~12cm 的神经缺损。如果采取上述方法,神经缺损不能克服或有张力,则考虑行游离神经移植来修复。不论采取何种修复方法,如果术后 6~9 个月没有神经再生恢复的迹象,行功能重建手术。

第三节　正中神经损伤

一、应用解剖

正中神经由内、外侧头组成,内侧头起于臂丛内侧束,纤维来自于 C_8、T_1 神经根。外侧头起于臂丛外侧束,纤维来自于 C_5、C_6 和 C_7 神经根。在腋动脉的下部,相当于胸小肌的下缘处,内外侧头在腋动脉的前外侧汇合成正中神经下行。开始位于肱动脉的外侧,至喙肱肌止点平面,从前方跨越肱动脉达其内侧,伴随肱动脉在肱二头肌内侧沟内下行至肘窝。在上臂正中神经没有分支,到肘窝上方时,发出旋前圆肌支,纤维来自于 C_6 神经根,一般为 2~3 支,从旋前圆肌外侧缘进入并支配该肌。

在肘窝处,正中神经位置较深,其外侧为肱动脉和肱二头肌肌腱,前方是肱二头肌腱膜,内侧为旋前圆肌,后方是肱肌。在此处依次发出 2 支:

（1）桡侧腕屈肌肌支：纤维来自于 C_6 神经根，多数为单支，少数为 2 支，支配桡侧腕屈肌。

（2）指浅屈肌肌支：一般为 2～7 支，纤维来自于 C_8 和 T_1，多数发自正中神经主干，也有少数发自骨间前神经。支配指浅屈肌，最远的分支一般支配示指指浅屈肌。

正中神经继续下行，经旋前圆肌两头之间至前臂，在穿过旋前圆肌两头之间时，从神经干的背外侧发出前臂骨间前神经，与骨间前动脉伴行，发出：

（1）指深屈肌肌支：一般为 2～6 支，支配示指和中指的指深屈肌。

（2）拇长屈肌肌支：有多支，纤维来自于 C_8 和 T_1 神经根，支配拇长屈肌。

前臂骨间前神经于前臂骨间膜掌侧，经指深屈肌和拇长屈肌之间下降，达旋前方肌的深侧进入并支配该肌，还发出关节支支配腕关节和腕骨间关节。正中神经主干穿过旋前圆肌两头之后，走行于指浅屈肌连接肱骨、尺骨和桡骨附着部的腱弓下，然后走行于指浅屈肌和指深屈肌之间，随着指浅屈肌移行为肌腱，正中神经从指浅屈肌肌腱的外侧缘下出现，走行于指浅屈肌肌腱和桡侧腕屈肌肌腱、掌长肌肌腱之间。在接近腕横韧带处，从其外侧发出正中神经掌支，经桡侧腕屈肌肌腱和掌长肌肌腱之间下降，穿过腕横韧带浅面，分为内外 2 支。内侧支支配手掌中部皮肤，外侧支支配手掌外侧皮肤。

正中神经主干进入腕管，在腕管内位于腕横韧带下方和屈肌肌腱的浅面，穿过腕管后，走行于掌腱膜深面进入手掌，正中神经分为 3 支：

（1）外侧支：先发出一返支，穿过拇短屈肌表面，经拇短展肌深面终止于拇对掌肌，支配拇短屈肌浅头、拇短展肌和拇对掌肌。外侧支发出返支后，为第 1 指掌侧总神经，再分为 3 支指掌侧固有神经。最外侧 1 支分布于拇指的桡侧，中间 1 支分布于拇指的尺侧，内侧 1 支分布于示指桡侧掌面和背面中远节皮肤，并发出 1～3 支支配第 1 蚓状肌。

（2）中间支：延续为第 2 指掌侧总神经，再分为 2 支指掌侧固有神经。支配示指尺侧以及中指桡侧掌面和中远节背面皮肤,并发出分支支配第 2 蚓状肌。

（3）内侧支:延续为第 3 指掌侧总神经,再分为 2 支指掌侧固有神经。支配中指尺侧以及环指桡侧掌面和中远节背面皮肤。

二、损伤部位和原因

刺伤、刀伤、骨折脱位和医源性损伤是常见的原因,正中神经的任何一段都可能损伤。从近端至远端:

（1）上臂部止血带应用不正确、臂内侧的切割伤、刺伤和钝器损伤、肱骨骨折、肿瘤的切除手术等都可能引起正中神经损伤。

（2）肱骨下端骨折和(或)肘关节脱位,由于骨折端可能刺伤正中神经或骨折脱位的移位压迫,引起正中神经损伤;还可能在骨折复位时引起正中神经损伤。

（3）在前臂段,神经位置较深在,损伤机会较少。有时刺伤或贯通性损伤可引起,由于正中神经自旋前圆肌两头之间穿过并行于指浅屈肌纤维腱弓之下,此处的旋前圆肌、联合腱板、指浅屈肌纤维弓和异常肌肉等结构可能压迫正中神经或骨间前神经。

（4）正中神经在腕部位置表浅,走行于掌长肌腱下方和腕管的最浅层,因此此处是正中神经最容易受损伤的位置,常由于割伤、桡骨下端骨折、月骨脱位和腕管综合征引起,手术也容易误伤。

（5）手掌部的开放性损伤和手术等易损伤正中神经返支和其他感觉支。

三、正中神经损伤症状、体征和定位诊断

对于手指和手掌部位的开放性损伤和刺伤等,检查桡侧 3 个半指的感觉功能和拇指的对掌功能,可发现指总神经、指固有神经或正中神

经返支的损伤。如果损伤位于腕部则可能出现：

1.畸形　早期手部畸形不明显。1个月后可见大鱼际萎缩、扁平，拇指内收，呈"猿掌"畸形，伤后时间越长，畸形越明显。

2.运动功能障碍　3个鱼际肌，即拇对掌肌、拇短展肌及拇短屈肌浅头瘫痪，故拇指不能对掌，不能与手掌平面形成90°角，不能用拇指指腹接触其他指尖。大鱼际萎缩形成猿手畸形。拇短屈肌有时受异常的尺神经分支支配。

3.感觉　正中神经损伤对手部感觉的影响最大。在掌侧，拇、示、中指及环指桡侧半丧失感觉；在背侧，示、中指中远节丧失感觉。由于丧失感觉，手功能受到严重影响，拿东西易掉，无实物感，容易受到外伤及烫伤。

4.营养改变　手部皮肤、指甲均有显著营养改变，指骨萎缩，指端变得小而尖，皮肤干燥不出汗。示指最为明显。如果损伤位于肘部，则除了出现上述症状和体征外，还会出现旋前圆肌、旋前方肌、桡侧腕屈肌、指浅屈肌、指深屈肌桡侧半、拇长屈肌及掌长肌瘫痪，故拇指和示指不能屈曲，握拳时拇指和示指仍伸直。有的中指能部分屈曲，示指及中指的掌指关节能部分屈曲，但指骨间关节仍伸直。正中神经损伤常合并灼性神经痛。由于正中神经在上臂部无分支，肘部以上的损伤与肘部损伤相同。

四、治疗

从神经损伤部位的远近端正常神经向损伤处分离暴露，根据需要采用神经减压、松解或缝合术。术中电刺激有助于判定神经是否还有连续性存在。确定没有连续性存在，施行神经缝合术。高位正中神经损伤只能采取神经外膜缝合方法，靠近腕关节的正中神经损伤由于运动和感觉束已分离，可以采取束膜缝合方法。神经缝合应尽早进行，高位损伤超过9个月，低位损伤超过12个月，手内肌运动功能不可能恢复。即使损伤后 2 年,神经缝合后仍有保护性感觉功能恢复的可能。年龄越小,神经功能恢复的可能性越大。在正中神经,运动功能和感觉功能同等重要,高位神经缝合术后,前臂屈肌功能有 90％的恢复率,大鱼际有 1/3 的恢复可能性。如果是低位损伤,大鱼际有 2/3 的恢复可能性。

如果神经有缺损不能直接缝合,可以通过游离正中神经、向近端游离神经束、屈曲肘关节和腕关节等方法克服,一般在肘关节近端可克服将近 10cm 的缺损,在肘关节以远可以克服 12～15cm 的缺损。如果神经缺损在旋前圆肌的远侧,可以通过将正中神经移位到旋前圆肌的浅面来获得 2～3cm 的长度。但无论如何,神经缝合不能有张力,如果通过上述方法仍然不能克服神经缺损,则选择游离神经移植来修复。神经修复 6～9 个月后,如果没有恢复迹象,考虑功能重建。

第四节 尺神经损伤

一、应用解剖

尺神经起于臂丛内侧束,为内侧束的终末支,纤维来自于 C_8 和 T_1 神经根。

尺神经自胸小肌下缘平面发出后,走行于腋动脉后方,至上臂上部,尺神经位于肱动脉内侧下行,大约在喙肱肌止点平面,尺神经离开肱动脉与尺侧上副动脉伴行,穿过臂内侧肌间隔,于内侧肌间隔后方和肱三头肌内侧头的前面下降至肱骨内上髁的后方,进入肱骨内上髁与鹰嘴之间的尺神经沟,在此处发出肘关节支,穿出尺神经沟后,自尺侧腕屈肌肱骨头和尺骨头之间下行于尺侧腕屈肌深面,发出:

1.尺侧腕屈肌肌支 一般为 2～4 支。

2.环指和小指指深屈肌肌支 主干在前臂上半部,位于指深屈肌的表面,附于尺侧腕屈肌上。于前臂中上 1/3 交界,与尺动脉伴行,行于尺动脉尺侧。下行至前臂下 1/3 处,位于尺侧腕屈肌和指浅屈肌之间,距离豌豆骨上方约 7cm 处,发出尺神经手背支,经尺侧腕屈肌与尺骨之间转向背侧,下行达手背,发出多条小支支配手背尺侧半皮肤,并形成 3 条指背神经,支配尺侧 2 个半指的指背皮肤。

主干继续下行,经豌豆骨桡侧,穿过由腕骨、韧带、肌腱和腱弓构成的骨性纤维性管道(Guyon 管)后,分为尺神经浅支和尺神经深支。浅支在掌短肌深面下行,并发支支配掌短肌,在掌短肌下缘分为 2 支:

(1)指掌侧固有神经:分布于小指掌侧的尺侧缘。

(2)指掌侧总神经:行走于掌腱膜深面,分为 2 条指掌侧固有神经,支配环指和小指相对缘的掌侧和中远节指背皮肤。

尺神经深支与尺动脉的深支伴行,经小指展肌与小指短屈肌之间,穿小指对掌肌,向桡侧行走于指深屈肌及其腱鞘的深面,沿途依次发支支配小指展肌、小指短屈肌、小指对掌肌、背侧 4 块骨间肌、掌侧 3 块骨间肌和第 3、4 蚓状肌,最后终末支分布支配拇收肌和拇短屈肌深头。

二、损伤部位和原因

刺伤、刀伤、骨折脱位和医源性损伤是常见的原因,尺神经的任何一段都可能损伤。从近端至远端:

1.尺神经在上臂部的损伤常由于臂内侧部位的刀伤、撞伤、包块切除和止血带使用不当引起。

2.在肘部,由于与肱骨和肘关节关系密切,尺神经位置表浅,肱骨的下端骨折、肘关节脱位和外伤跌倒肘部着地时,常损伤尺神经。尺神经在肘管内位置相对固定,任何导致肘管狭窄的因素都可能压迫、损伤尺神经,特别是肘关节外翻畸形。

3.前臂上段尺神经位置较深,刀伤或贯通伤可引起损伤。在前臂下 1/4 段,肌肉移行为腱性结构,尺神经位置表浅,容易受刀伤。尺骨下段的骨折有时可引起尺神经损伤。

4.在手腕部,经常由于腕部的切割伤引起。走行于豆状骨和钩骨之间时,任何导致腕尺管狭窄的因素都可能引起尺神经压迫性损伤。

5.在手掌和手指部位(环指和小指)的刺伤或开放性损伤,都可能损伤尺神经深支、指总神经和指固有神经。

三、尺神经损伤症状、体征和定位诊断

手掌和手指部位的损伤,可通过检查环指、小指的感觉功能和拇指、示指能不能对掌成"O"形来判定有无尺神经损伤。尺神经在腕上损伤时可出现:

1.畸形 尺神经损伤后小指和环指可出现特殊的爪形手畸形,低位损伤爪状畸形较高位损伤明显。

2.运动功能障碍 尺神经在腕上损伤时,手指放平时,小指不能爬抓桌面。手内肌广泛瘫痪,小鱼际萎缩,掌骨间明显凹陷。环指和小指呈爪状畸形,在指屈深肌分支远侧损伤者,由于指屈肌和指伸肌无手内肌的对抗作用,爪状畸形明显,即环指和小指掌指关节过伸,指骨间关节屈曲,不能在屈曲掌指关节的同时伸直指骨间关节。因为有桡侧二蚓状肌的对抗作用,示指、中指无明显爪状畸形。各手指不能内收、外展。拇指和示指不能对掌成"O"形。由于拇内收肌瘫痪,故拇指和示指间夹纸试验显示无力。因手内肌瘫痪,手的握力减少约 50%,手失去灵活性。

3.感觉功能障碍 手掌尺侧、小指全部和环指尺侧半感觉消失。

如果尺神经在肘或以上部位损伤,除了出现上述症状和体征,还有前臂尺侧腕屈肌和指深屈肌尺侧半瘫痪、萎缩,不能向尺侧屈腕及屈小指远侧指骨间关节。由于指深屈肌尺侧半瘫痪,在肘上部损伤者爪状畸形相对于腕部损伤较轻。

四、治疗

根据需要采用神经减压、松解或缝合术。对于神经断裂伤,神经缝合是最基本的修复方法,手术越早越好。如果能在 3 个月内做神经缝合术,可以获得比较满意的神经修复效果。对于高位性神经损伤,感觉功能的恢复效果要比运动功能的恢复效果好。一般认为,肘关节以上的损伤,如果早期修复,超过半数的患者可以获得尺侧腕屈肌、指深屈肌和手内在肌的功能恢复,如果超过 6 个月后修复,基本运动功能不可能再有恢复;损伤位于腕关节平面,如果超过 12 个月,运动功能不可能恢复;接近腋窝部位的损伤,即使是一期修复,运动功能恢复的可能性很小。但感觉功能在损伤 3 年后,仍有可能通过手术恢复。如果在首次神经修复术后 6～9 个月,肌电图仍然没有神经恢复的迹象,则可考虑行功能重建术。在行功能重建术时,可以行神经探查松解,如果神经没有缝合,仍然需要做神经缝合术或神经移植,以期恢复手尺侧的保护性感觉。

如果尺神经有缺损,不能直接缝合,可以通过神经游离、神经移位和屈曲关节等方法解决。在上肢的三大神经中,尺神经可以克服的缺损长度比正中神经和桡神经都大。通常在前臂主要肌支发出以远的神经缺损,通过神经游离、尺神经移位至肘前、屈曲肘关节和腕关节、向近端分离主要运动支和牺牲关节支等方法,可以克服 10～12cm 的神经缺损。在上臂,用同样的方法只能克服 6～8cm 的神经缺损。手术后,石膏托固定肘关节和腕关节于屈曲位 4 周,然后更换石膏托,慢慢逐渐伸直关节,需要 3～4 周的时间才能完全伸直各关节。如果神经缺损通过上述方法仍然不能克服,则有必要做神经游离移植,当然效果就会差很多。也可以一期将桡神经浅支转位至尺神经浅支,以期恢复保护性感觉功能,并同时将骨间前神经的终末支——旋前方肌肌支转位至尺神经深支,以期恢复手内肌功能。

第五节　上肢血管损伤

上肢血管指从锁骨下动脉起至指动脉止,但具有临床意义的则为前臂尺动脉和桡动脉的以上部分,并以动脉受累为主,现进行分述。

一、锁骨下动脉损伤

【致伤机制】

左锁骨下动脉起自主动脉弓,右侧则起自无名动脉,其经胸锁关节下方,至第一肋外侧缘移行至腋动脉。其分支主要有椎动脉、胸廓内动脉和甲状颈干支,在一般情况下,因受胸廓及胸锁关节的保护而不易受损,但一旦受伤均为强烈暴力或继发于肩锁部损伤之后,因邻近心脏,易因大出血而危及生命,或是后期出现假性动脉瘤及锁骨下动、静脉瘘。

【临床表现】

根据具体伤情而定,锁骨下动脉断裂者大多死于现场,而一般刺伤或挫伤,则可因局部血管痉挛致使肢体远端出现缺血性症状及桡动脉搏动减弱或消失。

【诊断】

1.病史　较重的暴力作用于肩部。

2.临床表现　患肢缺血症状及桡动脉搏动减弱或消失。

3.X线片　可显示锁骨、肩锁关节或第一肋骨骨折征。

4.动脉造影　可以确诊及决定手术的节段。

【治疗】

保守疗法无效或危及生命安全时应设法及早手术,一般以直接缝合修复为主。若受损节段较长,可将其切除后做端-端吻合,也可取大隐静脉一段或是人造血管吻合之。个别病例情况紧急，或具体情况不允许吻合时，也可予以结扎，但结扎前务必用手压法将该动脉先行阻断，以观察侧支循环情况。对伴行的锁骨下静脉损伤，应力求恢复其通畅，以防引起上肢回流障碍。

【预后】

一般良好，但伴有臂丛神经损伤者预后较差。

二、腋动脉损伤

1.致伤机制　腋动脉上接锁骨下动脉（在第一肋骨外侧缘），在大圆肌下缘与肱动脉相延续。多因上肢强烈外展，或肩关节脱位撞击腋动脉，或直接暴力损伤所致，包括肱骨上端骨折缘的刺伤等。因腋动脉与腋静脉全长伴行，易同时受累。

2.临床表现　除局部刺伤所致症状外，肢体远端所见与前者基本一致。

3.诊断　一般多无困难，必要时可经股动脉逆行插管造影，或采取静脉造影，以推断腋动脉情况。

4.治疗　与前述之基本原则及方法相一致。对伴行之腋静脉也应持积极态度。

5.预后　除伴有神经损伤者外，一般预后较好。但对血管阻塞患者，必须坚持尽可能地行腋动脉及腋静脉重建术，可使截肢率降至2%以下。而腋动脉结扎的截肢率高达40%左右，因此，对受累的腋动脉应尽全力修复或是行血管移植（包括人造血管的应用），切勿任意结扎。

三、肱动脉损伤

【致伤机制】

肱动脉上接腋动脉（大圆肌下缘），下方止于肘窝下 2.5cm 处。再向下则分成尺动脉及桡动脉两支。其损伤发病率高,除枪伤及弹片伤外,肱骨干及肱骨髁上骨折是平时造成其受损的常见原因。在肱骨中段易伴有桡神经及正中神经损伤,在髁上部则主要以正中神经受累为多见,总的伴发率可达 60%～70%。

【临床表现】

肱动脉损伤具有血管损伤的基本症状,对各动脉段应注意以下特点:

1.肱动脉下段损伤 临床上最为多见,好发于儿童,尤其是肱骨髁上骨折时,主要引起前臂及手部肌群的缺血性挛缩,称为 Volkmann 缺血挛缩,以致造成残疾后果。

2.肱动脉中段损伤 除多见于肱骨干骨折外,经肱动脉穿入导管及经皮穿刺等也可继发引起血栓形成,以致前臂及手部出现同样后果;在此情况下,正中神经也易出现功能障碍。

3.肱动脉上段损伤 较前二者少见,由于肩关节血管网的侧支较丰富,一旦阻塞,其对肢体血供的影响较前二者为轻。

【诊断】

按照前述的诊断要点,肱动脉损伤的诊断一般多无困难,关键是要求尽早确诊,尤其是肱骨髁上骨折合并血管损伤,或是怀疑肱动脉中段有损伤。一旦肱动脉完全受阻,由于肘关节网血供不足而无法逃脱前臂以远肌群缺血性坏死的危险,为了避免这种永久性残疾的后遗症,应运用各种检查手段,包括手术切开检查等。

【治疗】

1.立即消除致伤原因 在上肢,对有移位的肱骨髁上骨折或其他部位骨折立即复位,一般采取手法复位加克氏针骨牵引术.并对比操作前后桡动脉搏动改变情况。

2.做好术前准备 因肱动脉损伤后果严重,争取时间是获得最佳疗效的首要条件。在此前提下,临床医师在采取各种有效措施的同时应做好手术探查及治疗的准备工作,以将并发症降低到最低限度。

3.手术应保持血流通畅　由于肱动脉对远端血供的重要意义,手术一定要彻底,对受损的血管,尤其是内膜或弹力层受累者,不应采取姑息态度,需要移植大隐静脉或其他血管时应当机立断,并注意血管吻合技术力争完美,以保证血管的通畅。

4.兼顾骨折的处理　由于肱动脉损伤的原因大多是由相应节段肱骨骨折所致。因此,为避免二次损伤,对骨折局部应同时予以处理。一般情况下,开放复位及内固定是首选的治疗方法。

5.重视手术后处理　由于该部位解剖关系较复杂,特别是肘关节的体位及上肢固定方式方法的选择较多,因此,在肱动脉恢复血流后,既应注意对血管通畅情况的观测,更应注意在术后处理上应尽力避免影响血管通畅的各种因素,尤其是肱骨髁上骨折复位后的位移将是造成肱动脉再次受损的常见原因。

【预后】

经处理后,肱动脉通畅者预后较好。如肱动脉受阻或结扎,或肢体远端肌肉已出现缺血性改变时,则可引起 Volkmann 缺血性挛缩而呈现患肢的永久性残疾。

四、前臂动脉损伤

【致伤机制】

前臂动脉主要有桡动脉、尺动脉和骨间总动脉,以及再分至手部形成的掌浅弓和掌深弓。掌浅弓和掌深弓所形成的手部动脉网具有较好的代偿作用,其侧支循环有利于前臂某个动脉干损伤后的代偿作用。其致伤原因大多是由锐性物刺伤所致,除外来致伤物外,骨折的锐刺(缘)也易引起邻近血管干的损伤,动静脉也有可能同时受累而引起动静脉瘘。同时也易引起伴行神经干(尺神经、桡神经及其分支)的损伤。在前臂诸动脉干中,桡动脉损伤发病率高,且医源性占相当比例,主因桡动脉抽血行血气分析及动脉血压观测引起桡动脉壁损伤后血栓形成所致。

【临床表现】

除局部损伤症状外,主要表现为手部血供部分受阻症状,包括尺动脉或桡动脉搏动减弱和消失、手指冷感、皮肤过敏及麻木等。如损伤波及掌浅动脉弓,手指可出现雷诺(Raynaud)征,也可出现小鱼际萎缩征。

【诊断】

根据外伤及临床表现不难作出诊断,因其侧支循环代偿功能较好,除 10%～15% 掌动脉弓吻合不佳外,治疗结果大多较好。因此,除非十分必要,一般不需行动脉造影术。

【治疗】

1.修复为主　对于前臂动脉干断裂,原则上需行修复及功能重建术。从大多数病例来看,仅仅结扎一根动脉干对手部功能影响不大,但掌动脉弓缺损则有可能影响手部功能。因此,除非十分必要和万不得已,仍应争取修复术为妥。

2.尺动脉与桡动脉同时断裂　必须予以修复,否则将严重影响手部功能。尺动脉口径较粗,尤其位于骨间总动脉以上部位,端一端吻合多无困难,必要时也可选用头静脉移植。

3.对骨折及血管应同时处理　在处理血管损伤时,根据伤情缓急不同,在修复血管的同时(或前、后)酌情将骨折断端加以复位及内固定,并修复血管床。此种情况以肘部多见。

4.注意肌间隔症候群　对以挤压为主的致伤,前臂软组织多同时受累,以致易出现肌间隔综合征,从而加重伤情,尤以屈侧肌群间隔发病率较高。一旦有此情况,应及早将肌间隔充分切开减压,否则将丧失手部功能。

【预后】

虽前臂动脉损伤预后较肱动脉损伤预后好,但若尺、桡两支同时受阻,也直接影响手部功能。因此,受损血管的再通是获得良好预后的前提。

第六节　下肢血管损伤

下肢血管指股动脉以远部位的血管支,包括股动脉、腘动脉、小腿动脉、足部动脉、足底动脉弓及趾动脉。因足部以下动脉有着丰富的侧支循环,损伤后不致出现严重后果,故不再阐述。

一、股动脉损伤

【致伤机制】

股动脉起自髂外动脉,于腹股沟中点下方开始至下方内收肌裂孔处延至腘动脉;在其经过中,股深动脉主干又分出旋股外侧动脉、旋股内侧动脉和穿动脉。除战时穿通伤外,平时多因股骨干骨折时锐刺刺伤或其他锐器引起,以股(浅)动脉多见,也可引起股动脉与股静脉同时受损而引起动静脉瘘。刺伤引起的股动脉管壁部分破裂,后期有可能形成假性动脉瘤或是继发性血栓形成。股动脉受阻后侧支循环主要依靠股深动脉所形成的动脉网;因此,在此段或其上方受损,所引起的肢体坏死率可高达80%。

【临床表现】

根据伤情不同差异较大。

1.开放性创伤　无论何段股动脉出血,均可因喷射性或搏动性出血而立即出现休克,甚至死亡。此种类型在临床上属最严重的病例,应高度重视,全力救治,以免引起无法挽回的后果。

2.闭合性动脉裂伤　如管壁断裂或部分断裂则大腿迅速出现进行性肿胀,且有与脉搏相一致的搏动可见(后期则无),同时出现足背动脉搏动消失及其他肢体症状。其失血量大多在1000~1500ml或以上,因此也多伴有休克症状。

3.股动脉壁挫伤或内膜撕裂伤 此类型临床上多见,管壁也可能被刺破而迅速闭合(裂口大多较小,且与血管走行相平行),除骨折症状外,早期血管受损症状多不明显,但后期则出现假性动脉瘤。由于受损动脉多处于痉挛状态,下肢表现为缺血症状及足背动脉搏动消失。

4.股动脉造影术 对损伤判定具有重要意义,但急诊病例易引起意外,且病情也不允许。因此在一般情况下不宜进行,只有在以下状态方可酌情选用:

(1)诊断目的:为判明受损动脉的部位,并选择密切相关的治疗方法;对假性动脉瘤及动静脉瘘的判定。此时一般多采取从对侧股动脉穿刺插管,经腹主动脉进行造影。

(2)治疗目的:以术前定位为目的,确定股动脉受损的确切部位及分支;术中造影明确血管受损与否及其程度。此时多从伤侧股动脉远端逆行插管(可用指压法阻断近侧股动脉)进行造影检查。

【诊断】

根据外伤史、骨折类型及特点、临床表现及足背动脉搏动减弱或消失,一般不难作出诊断。个别诊断困难者可选择性地采用血管造影术。

【治疗】

因股动脉阻塞后肢体坏死率高,因此要求尽早采取有效措施,积极恢复股动脉的正常血供。

1.股动脉再通为治疗的首要目的 一旦确定或无法除外动脉损伤时,必须在处理骨折或其他损伤的同时,将探查股动脉列为首条,并在有利于股动脉修复的前提下采取综合措施,以恢复正常血流为主要目的。

2.充分准备下进行探查术 尤其是高位股动脉损伤,由于口径粗出血量大,在探查前应在人力、血源及手术步骤安排上做好充分准备,原则上应首先控制股动脉上端血供来源,如病情需要,包括髂外动脉应酌情予以阻断,而后再逐层切开,由浅(股动脉上端较浅)及深(股动脉下端较深)在进行检查。

3.无张力下修复血管　股动脉走行较为松弛,一般性损伤多可行端—端吻合。如血管壁挫伤或内膜撕裂面积较大需将其切除时,则应行自体静脉移植修复,尽可能地避免血管处于高张力状态,尤其是吻合口处。

4.妥善处理骨折　因大腿肌肉丰富,股骨骨折在复位后,必须予以坚强内固定,多选用髓内钉,不仅其力学强度高,且操作上简便,较加压钢板节省手术时间。以防因骨折复位时间过久而影响血管吻合口的通畅和正常愈合。

5.切勿随意结扎股动脉　由于股动脉阻塞后的高截肢率,即便是股动脉全长受阻,也仍以静脉移植重建为主,除非在战争或大型灾害情况下为挽救生命采取的措施(也仍应先选择临时阻断处理)。

6.对伴行的股静脉损伤　应同时予以修复,其对减轻外周血流阻力及保证动脉通畅具有重要作用。同时对深部静脉也应注意恢复其通畅。

【预后】

股动脉再通后一般预后良好,对继发性动静脉瘘及假性动脉瘤如能早期诊断,及时治疗,预后也佳。忽视伴行股静脉的通畅,将因血液回流受外周阻力的增加而影响肢体的正常功能。在治疗中如吻合口狭窄,将影响疗效,对此情况应再次手术矫正。

二、腘动脉损伤

腘动脉损伤也是临床上极为重视的损伤之一。腘动脉一旦受阻,肢体截肢率也高达 80%,因此在处理上必须力争功能重建。

【致伤机制】

腘动脉起自内收肌管下缘,与股(浅)动脉相延续,下行至胫骨平面下 5～8cm 处为止,并分为胫前动脉和胫腓动脉干。由于腘动脉的解剖部位与股骨髁上部骨面紧贴在一起,因此临床上常见的股骨髁上骨折,由于腘后部腓肠肌收缩造成骨折远侧端向后位移,以致引起腘动脉损伤而成为众所关注的问题。此外,外伤性膝关节脱位、髁部粉碎性骨折及腘窝部钝器伤也是临床上常见的另一组原因。对医源性因素也应提高警惕,尤其是对股骨髁部骨折处理时的误伤临床上也非常鲜见。

【临床表现】

与股动脉受累所表现的临床症状相似,以小腿以下缺血及足背动脉搏动减弱(或消失)为主。若是髁上骨折所致的,具有该骨折所特有的体征,包括大腿下端屈曲畸形、弹力性固定、剧痛及活动受限等。小腿严重血供不足时,可出现缺血性末梢神经炎而有疼痛、过敏及麻木等症状。

【诊断】

越快越好,因诊断的早晚与其预后关系十分密切,容不得丝毫迟疑。腘动脉损伤一般诊断难度不大,尤其是当发现股骨髁上骨折,或膝关节脱位,或胫骨上端骨折后,在腘窝处有进行性血肿、逐渐加剧,并与脉搏搏动同步,则表明是腘动脉损伤。当然在该动脉走行途径的创口有鲜血涌出(或喷出)则更易确诊。此外,也可从足背动脉搏动消失(或减弱)及股骨髁上或髁部骨折移位的程度及方向等方面加以判定。对诊断确实困难或是为了对假性动脉瘤及动静脉瘘判定,也可行动脉造影术,操作上较容易,可直接从鼠蹊部通过股动脉穿刺完成。

【治疗】

根据损伤情况酌情处理。

1. 诊断 明确立即进行腘动脉修复重建术,包括经造影后证实的病例均应按急诊处理,争取将肢体缺血时间压缩至最低限度。

2. 可疑动脉损伤 及早行手术探查,尤其是对骨折需手术治疗的,更应争取时间,在优先处理腘动脉探查及修复的前提下进行骨折复位及内固定术。

3.消除致伤因素 主要指对腘动脉走行部位的骨关节损伤,必须力争良好的复位及稳固而有效的内固定,其不仅是对已引起腘动脉损伤治疗上的要求,而且也是预防再次损伤的首要条件。

4.伴有腘静脉损伤 应同时予以修复,以防因外周阻力增加而继发肌间隔高压症候群。

5.重视小腿肌间隔症候群的预防及治疗 从某种角度来看,小腿肌间隔高压症候群与腘动脉受累可互为因果,并易构成恶性循环。因此,必须将此反射弧消除,以防加剧病情。

三、小腿动脉损伤

【致伤机制】

小腿动脉指腘动脉以下分出的胫前动脉和胫腓动脉干两支,胫前动脉下行与足背动脉相接。胫腓动脉干长 3.5～4cm,而后又分为胫后动脉和腓动脉,两支均沿深筋膜间隔下行。胫后动脉再分出足底内侧动脉和足底外侧动脉两支。足背动脉和足底外侧动脉又构成了足底动脉弓,并再向远端分出趾动脉。小腿动脉致伤原因大多缘于胫腓骨骨折后(以胫骨上端为多发),其次为外来暴力所致,包括锐性刺伤、小腿挤压伤等。胫骨上端骨折所引起的胫腓动脉干损伤是造成小腿急性缺血性挛缩的好发部位。小腿粉碎性骨折所引起血管损伤范围较广,不仅动脉,且静脉系统也多受累,并易同时出现小腿肌间隔高压症候群而加重血管损伤程度。

【临床表现】

具有多样性,视受累血管的数量、部位及伴发伤不同而在临床上出现轻重不一的症状与体征。但以下表现具有普遍性。

1.足背动脉搏动减弱或消失 足背动脉搏动减弱或消失是小腿动脉损伤的好发症状,胫前动脉受阻时足背动脉一般多消失,而另外两根动脉干受累时,由于肢体的反射作用也可引起胫前动脉的痉挛而出现足背动脉搏动减弱或消失。

2.小腿创伤反应严重　除了锐器直接刺伤血管外,一般能造成小腿动脉干损伤的暴力多较强烈,因此所引起的骨折及软组织损伤也较明显,创伤性反应也多严重,并且小腿的肌间隔较多,易因引流不畅而加重病情。

3.易出现小腿肌间隔症候群　除暴力因素外,动脉损伤后的痉挛及受阻不仅直接造成肌肉及神经支缺血性改变,而且也加剧了肌间隔内的高压状态。因此小腿肌间隔症候群的发病率明显为高,并且两者可互为因果而形成恶性循环。

4.其他症状　小腿局部搏动性血肿及鲜血溢(喷)出则属动脉损伤特有的症状与体征,应仔细观察加以判定。

【诊断】

主要依据外伤史及临床表现,约 80% 的病例可获确诊。对临床症状明显无法确诊的,可行动脉造影术,危及肢体安全者应行手术探查。

【治疗】

单纯性小腿动脉损伤在治疗上较易处理,而伴有骨关节损伤及肌间隔症候群的复杂性动脉损伤,不仅治疗复杂,且疗效常不理想,因此在处理时应有充分准备,以争取最佳疗效。在治疗上应注意以下几点:

1.确定动脉损伤后立即施术　从某种意义上讲,小腿动脉损伤较大腿损伤在处理上更为复杂,尤其是延误诊治引起并发症后,则往往本末倒置,主次难分。因此,务必抢在并发症(尤其是肌间隔症候群)出现之前明确诊断,立即施行重建术。

2.可疑动脉损伤　难以确诊者应及早行探查术,在积极准备手术的同时,做好术中动脉造影的准备。一般在手术台上通过股动脉穿刺推注血管造影剂 10～20ml 即可显示小腿动脉受损情况,并以此作为进一步处理的依据。

3.复合性尤其是毁灭性小腿损伤应全面考虑,包括截肢　对恶性交通事故或工矿塌方等所引起的小腿损伤往往呈现毁灭性伤情,整个小腿可能被辗成扁平状。在此情况下血管损伤已处于次要地位,应根据患者全身情况,以及肢体有无存活可能来决定伤肢的去留。由于假肢技术的进步,一个良好的义肢比一条伤痕累累,且需长期医治的残肢更容易为患者所接受。

4.处理血管损伤的同时应防治小腿肌间隔症候群　二者在发病机制及病理解剖上截然不同,但如果二者并发,则可能互为因果而加剧病情。为此,在处理血管损伤的同时,应兼顾观察骨关节及软组织的处理,包括骨折的复位固定,对高压肌间隔的切开、引流,皮肤及皮下的减张切开等均应全面考虑,力争在发生不可逆转的病理改变以前及时处理,尤其是神经及肌肉组织的损伤,以求防患于未然。

5.晚期血管损伤并发症的处理　一般先行动脉造影,而后依据造影结果对假性动脉瘤或动静脉瘘进行确诊及治疗方案的选择。凡影响肢体远端血供的病变均应将其切除,并重建动脉的正常解剖状态与生理功能。当前对假性动脉瘤及动静脉瘘的处理技术均较成熟,包括自体静脉移植和人造血管的应用,可酌情选择相应术式。

【预后】

根据小腿动脉通畅与否及小腿其他组织的损伤情况不同其预后差别甚大,胫腓动脉干或有两支动脉受阻者,小腿以远肢体坏死率可达15%～20%或以上;3支小腿动脉均受阻时可高达50%。因此,对小腿动脉损伤应像腘动脉受累一样重视,力争在伤后6小时以内重建动脉血供功能。超过6～8小时,软组织将残留不可逆转的病理改变。其他组织损伤情况及其预后将在有关章节中阐述。

四、足部动脉损伤

足部,包括足趾的动脉损伤在临床上十分多见,但由于足底动脉弓的存在,侧支循环良好,因而不致引起供血区的缺血性改变,因此在治疗上酌情处理。当血管完全离断且容易吻合时,当然以使其接通为好。

但如果损伤严重,需较长时间操作,也不宜强求吻合。总之,由于其对足部功能影响不大,在对局部创伤全面考虑时,选择对患者最为有利的治疗方式。

第七节　四肢静脉损伤

四肢静脉损伤并不少见,主要是其症状不如动脉明显和严重而在临床上难以诊断,目前的统计材料表明其在血管伤中占 30%～40%,在处理上应按动脉损伤同等对待,尤其是主干静脉,其对肢体生理功能的保存具有重要意义。

【致伤机制】

四肢静脉损伤致伤机制与动脉损伤基本一致,主要是由外源性暴力及骨折端刺伤所致。战时当然以火器伤居多,但近年来因各种原因所采用的静脉导管技术引起的医源性静脉损伤日益增多,这也是一个不可忽视的重要原因。

由于静脉血流缓慢,在管壁损伤情况下静脉血栓形成的比例远较动脉损伤为高,在治疗时应注意这一点。首先是预防其发生,一旦发生则力争尽早将其清除。

【临床表现】

根据伤情不同而症状轻重不一,伴有骨关节损伤,甚至动脉同时受累者,临床所见较为严重(已在动脉损伤中阐述)。现就较为单纯的静脉损伤的临床表现介绍如下。

(一)静脉回流障碍

静脉损伤后由于血流受阻而表现为外周阻力增加,以致出现肢体肿胀、皮肤色泽变暗,严重者发绀,并有凹陷性水肿体征等。

(二)动脉血供受累

当静脉受阻达到一定程度后,由于组织内压力升高,不仅加剧了静脉回流障碍,且一旦组织内压力超过动脉压,可导致动脉血供受阻。此时如果动脉伴有损伤,则有可能由于动脉血流量下降而使动脉修复术失败,并因此而产生一系列不良后果。

(三)肢体病变

如果受损静脉因血栓形成长期处于高压状态下,其瓣膜的关闭功能也遭破坏,并使回流血液向交通静脉及深静脉大量逆流,以致肢体肿胀加剧,静脉呈曲(怒)张状,皮肤营养障碍,并可出现慢性溃疡,以致患肢病变而失去正常功能。

(四)其他症状

包括局部肿胀、血肿形成等,开放性者则有静脉血涌出,并可出现休克体征,此外,视伴发伤不同可出现其他相应症状。

【诊断】

静脉损伤的诊断较之动脉损伤难度为大,主要是其症状不如动脉损伤时典型。因此在临床上应注意以下几点:

1.外伤史 即与静脉干走行相一致的致伤暴力,或是骨折断端的锐刺等,为静脉损伤的多发因素。

2.临床特点 主要表现为静脉回流受阻及局部血肿形成,该血肿一般无搏动(可与动脉性血肿相鉴别)。

3.静脉造影 对诊断不清且准备行手术治疗者,可采用肢体远端穿刺静脉,呈顺行方向造影,其不仅简便易行,且阳性率高达85%以上。

4.术中探查 因此类伤者大多伴有肢体的其他损伤,最常见的为骨折、软组织挤压伤及动脉损伤等;当这些创伤需要手术治疗时,应在术中同时予以探查,以明确静脉干受损情况。

【治疗】

对静脉损伤的治疗应遵循以下原则与要求:

1.按对待动脉损伤的同等态度对待静脉损伤。

2.当动脉与静脉二者同时受损时,原则上是处理危及生命最大的动脉,因为静脉系统在肢体生理功能上与动脉系统同等重要;但如果由于静脉回流受阻为主影响或继发造成动脉受损(阻)时,则应先修复静脉以保证其通畅。

3.对静脉结扎应持谨慎态度。人体结构是受制约的,静脉与动脉有着同等重要性,尽管有些静脉有深支或代偿支,但一旦将其阻断,轻者增加其他静脉的负荷而易出现病变,重则引起肢体病变。因此,除非现场情况或患者病情危急不允许较长时间施术,否则不得将静脉随意结扎。

4.静脉吻合技术与动脉吻合技术相似,以吻合口无张力、无漏血为原则,缺损段可采用同体大隐静脉或头静脉移植。

5.对于术后处理,因静脉血流缓慢,在损伤处易形成血栓,应酌情采用抗凝措施,包括肠溶性阿司匹林口服、低分子右旋糖酐点滴等,并酌情选用肝素化抗凝疗法。此外,在保证血管吻合口安全的情况下,鼓动患者做肢体活动。

【预后】

静脉损伤较动脉损伤预后为好,但术后如有血栓形成时则影响肢体的康复,如其代偿支能充分发挥作用,其受累情况可有所改善。

参 考 文 献

1.李光胜.新编实用骨科诊疗学.北京:科学技术文献出版社,2013

2.公茂琪,蒋协远.创伤骨科.北京:中国医药科技出版社,2013

3.田伟.实用骨科学(第2版).北京:人民卫生出版社,2016

4.黄公怡,刘长贵,温建民.现代创伤骨科学.北京:北京科学技术出版社,2007

5.尹庆水.临床数字骨科学:创新理论体系与临床应用.北京:人民军医出版社,2011

6.姜保国.创伤骨科手术学.北京:北京大学医学出版社,2004

7.唐佩福.解放军总医院创伤骨科手术学.北京:人民军医出版社,2014

8.威塞尔.创伤骨科-WIESEL骨科手术技巧.上海:上海科学技术出版社,2015

9.曾炳芳.OTC中国创伤骨科教程.上海:上海科学技术出版社,2015

10.王满宜,吴新宝.骨折手术操作与技巧(第2版).北京:北京科学技术出版社,2016

11.孟安娜,谢菡,杨长青,葛卫红.加速康复外科理念在骨科患者术后镇痛的研究进展.药学与临床研究,2017,25(06):515-520

12.宋春林,朱雨,钟浪.创伤骨科应用微创技术的效果评估.中国城乡企业卫生,2017,32(12):117-118

13. 张敏杰,张菊,王嫚. Orem 理论在创伤骨科护理中的应用. 临床医药文献电子杂志,2017,4(70):13767

14. 李朝辉. 骨科创伤患者医院感染因素分析及预防对策. 临床医药文献电子杂志,2017,4(61):11915-11916

15. 欧常军. 骨科手术患者下肢静脉血栓的预防. 深圳中西医结合杂志,2017,27(20):137-139